W0269421

essentials liefern aktuelles Wissen in konzentrierter Form. Die Essenz dessen, worauf es als „State-of-the-Art" in der gegenwärtigen Fachdiskussion oder in der Praxis ankommt. *essentials* informieren schnell, unkompliziert und verständlich

- als Einführung in ein aktuelles Thema aus Ihrem Fachgebiet
- als Einstieg in ein für Sie noch unbekanntes Themenfeld
- als Einblick, um zum Thema mitreden zu können

Die Bücher in elektronischer und gedruckter Form bringen das Expertenwissen von Springer-Fachautoren kompakt zur Darstellung. Sie sind besonders für die Nutzung als eBook auf Tablet-PCs, eBook-Readern und Smartphones geeignet. *essentials:* Wissensbausteine aus den Wirtschafts-, Sozial- und Geisteswissenschaften, aus Technik und Naturwissenschaften sowie aus Medizin, Psychologie und Gesundheitsberufen. Von renommierten Autoren aller Springer-Verlagsmarken.

Weitere Bände in der Reihe http://www.springer.com/series/13088

Cordula Winterholler

Palliative Logopädie - Band 2

Ethik, Beratung, Selbstfürsorge

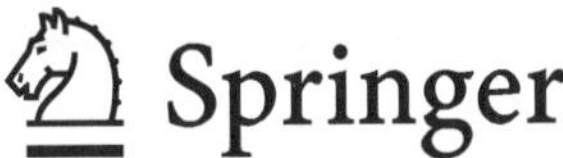 Springer

Cordula Winterholler
Praxis für HNO, Phoniatrie und Pädaudiologie,
Netzwerk Schluckstörung
Nürnberg, Deutschland

ISSN 2197-6708 ISSN 2197-6716 (electronic)
essentials
ISBN 978-3-658-32295-3 ISBN 978-3-658-32296-0 (eBook)
https://doi.org/10.1007/978-3-658-32296-0

Die Deutsche Nationalbibliothek verzeichnet diese Publikation in der Deutschen Nationalbibliografie; detaillierte bibliografische Daten sind im Internet über http://dnb.d-nb.de abrufbar.

Planung/Lektorat: Ulrike Hartmann
Springer ist ein Imprint der eingetragenen Gesellschaft Springer Fachmedien Wiesbaden GmbH und ist ein Teil von Springer Nature.
Die Anschrift der Gesellschaft ist: Abraham-Lincoln-Str. 46, 65189 Wiesbaden, Germany

Was Sie in diesem *essential* finden können

- Das Konzept der Palliativen Logopädie mit den Schwerpunkten: Ethik, Beratung, Selbstfürsorge
- Wie eine ethische Reflexion uns in unserem palliativ-logopädischen Alltag unterstützen kann
- Welche Rolle Trauer, Abschied und Verlust in unserer Arbeit im palliativen Setting spielen
- Das SCARF Modell von David Rock, um Veränderungsprozesse besser verstehen und gestalten zu können
- Wie Care Ethik unsere Arbeit beleuchten und uns neue Diskurs- und Handlungsoptionen eröffnen kann

Vorwort

Als ich mich fast am Ende meines Schreibprozesses befand, der von einigen Höhen und noch mehr Tiefen gekennzeichnet war, stellte ich fest, dass ich „aus Versehen" drei Bände zum Thema „palliative Logopädie" verfasst hatte. Im ersten Band liegt der Fokus auf der Einordnung der palliativen Logopädie in Bezug auf die Palliativmedizin und die Palliative Care und auf der Darstellung des Konzeptes mit fachlich-methodischen Aspekten. Die Methoden der Schluck-, Sprach-, Sprech-, Stimm- und Atemtherapie werden im Hinblick auf den Menschen mit seinen Bedürfnissen im palliativen Setting reflektiert und kritisch betrachtet. Band drei beschreibt die Angehörigenarbeit ausführlich und stellt Interventionsmöglichkeiten in Abstimmung auf das Erleben der besonderen Situation in Ungewissheit und Endlichkeit zur Verfügung.

Im diesem hier vorliegenden Band stehen wir Therapeutinnen und Therapeuten im Vordergrund. Ethische Reflexion, Beratungsmodelle auf neurobiologischer Basis für einen Therapieprozess, der Veränderung begleitet, sowie Ideen für Krisengespräche im Team und einen fachlichen Austausch sollen uns für unseren Alltag im palliativen Bereich stärken. Diese Stärkung ist ein Teil der therapeutischen Selbstfürsorge, die notwendig und wichtig ist, damit wir als Ressourcen dienen können, besonders in den ambulanten Versorgungsbereichen, in denen wir noch nicht in multiprofessionelle Palliativ-Teams eingebunden sind.

In der Abfrage meiner Seminarteilnehmerinnen und -teilnehmer, welches Thema sie unbedingt in einem Buch über Palliative Logopädie finden möchten, stand das Thema „Selbstfürsorge" meist an erster Stelle. Die sozial-emotionale Kompetenz hat den gleichen Stellenwert wie die fachlich-methodische. Diese Kompetenzen sind wie zwei Seiten einer Medaille. Aufopferung, Überschreiten

der eigenen (emotionalen) Grenzen sind ebenso wenig zielführend wie eine Nicht-
beachtung des fachlich-methodischen Kontextes der Palliation. Dieser Band ist
also ein „Wunschthemaband".

Ich danke allen Seminarteilnehmerinnen und -teilnehmern für die vielen Ideen,
Anliegen, Fragen, die ich hier zu bearbeiten versuche. Mein Dank gilt meiner
Familie, die den Schreibprozess mitgetragen hat und allen, die mir geholfen
haben, dass ich ein Ende gefunden habe. Besonderer Dank geht an Frau Ulrike
Hartmann vom Springer Verlag für Ihre Geduld und die vielen Ermunterungen
während des Schreibprozesses.

Perl   Cordula Winterholler
12.8.20

Inhaltsverzeichnis

Einleitung – Eine wahre Begebenheit aus dem Alltag im palliativ-logopädischen Setting

1

Eines Morgens lag auf meinem Schreibtisch ein Zettel mit der Notiz, ich möge umgehend die Leitung des Seniorenstifts anrufen, in dem ich eine 82jährige mit einer weit fortgeschrittenen Parkinson Erkrankung logopädisch betreute. Sie hatte eine mittelschwere Schluckstörung, breiige Kost war „gerade noch sicher". Aber sie war häufig verschleimt, der Hustenstoß nicht kräftig genug für eine ausreichende Schluckstörung. An Flüssigkeit verschluckte sie sich, sodass die Getränke angedickt werden sollten. Ich rief zurück und erfuhr, dass sich die Angehörigen der Patientin beschwert hatten, dass ich die geliebten Nougatpralinen der Großmutter verboten hatte. „Das sei doch der einzige Lebensinhalt und ihre einzige Freude". Die Heimleitung gab mir zu verstehen, dass ich das Pralinenverbot aufheben solle. „Frau Winterholler, sie hat noch nicht mehr so lange zu leben, da sollten Sie nicht so streng sein. Palliative Pflege hat die Lebensqualität im Fokus. Die können Sie ihr doch nicht nehmen." Ich hörte mir das alles an und bat um ein Gespräch am Nachmittag. Fachlich-methodisch hatte ich korrekt verfahren, ich meinte auch umfassend aufgeklärt zu haben. Wie kam es dann zu dieser Reaktion? Und bedeutet der Ruf nach Lebensqualität der Verzicht auf Sicherheit, mit der Aussicht, ein Leben für eine Nougatpraline zu verkürzen? War eine drohende Aspirationspneumonie das Konzept für eine vermeintliche Lebensqualität? Am Nachmittag empfing mich eine eisige Stimmung im Zimmer der Leitung. Anwesend waren die Enkelin und ihr Ehemann und die Leiterin des Stifts. Man forderte die Freigabe der Pralinen, man wolle die Therapeutin wechseln. Es ging mir nicht gut in diesem Gespräch, meine Erklärungen und fachlich begründeten Befürchtungen schienen noch mehr Widerstand zu erzeugen. Ich gab auf – holte Luft und stellte eine Frage, die mir schon länger durch den Kopf ging: Warum sind die Pralinen so wichtig? Welche Rolle spielen sie im Leben der Großmutter? Stille.

© Der/die Autor(en), exklusiv lizenziert durch Springer Fachmedien Wiesbaden GmbH, ein Teil von Springer Nature 2020
C. Winterholler, *Palliative Logopädie – Band 2*, essentials,
https://doi.org/10.1007/978-3-658-32296-0_1

1

„Mein Großvater hat ihr bis zu seinem Tod an jedem Sonntag eine Nougatpraline zum Kaffee hingelegt als Erinnerung an ihre Verlobungszeit, als das Geld für nur eine Praline reichte." Wir waren im Gespräch und mitten in einer Lebensgeschichte. Es ging nicht um die Praline, es ging um Verbundenheit, um ein Ritual, eine wunderbare Erinnerung. Wir gingen gemeinsam zu der Patientin und fragten sie, was sie zur Nougatpraline zu sagen hatte, denn sie war noch nicht gehört worden. „Ach, ab und zu so eine kleine. Mehr mag ich nicht mehr." Die Enkelin war erstaunt, die Leiterin ebenso. Wir hatten eine Sorte gefunden, die so beschaffen war, dass sie leichter zu schlucken war. Die Patientin wurde gut in ihrem Rollstuhl positioniert, die Art der Mundpflege danach wurde besprochen und angeleitet. Es gab eine Lösung, zu der wir nur gemeinsam im Gespräch gefunden hatten.

Im palliativ-logopädischen Alltag erleben wir häufig (fachliche) Grenzsituationen, die nicht nur geprägt sind von komplexen Krankheitsgeschehen gerade im palliativ-neurologischen Bereich, sondern auch von Ängsten, Wut, Trauer, Erwartungen und Hoffnungen. Die folgenden Überlegungen, Modelle, Interventionen in den nächsten Kapiteln sollen uns für die psychosozialen Herausforderungen und in unserer Rollenfindung im palliativen Kontext stärken. Sie sollen uns darin unterstützen, eine verstehende Haltung gegenüber dem Menschen in seiner Not sowie gegenüber unseren eigenen Grenzen zu entwickeln. Damit wir Räume der therapeutischen Begegnung eröffnen können, müssen auch wir Therapeutinnen und Therapeuten auf unsere Resilienz achten. Deshalb ist die Selbstfürsorge neben den fachlich-methodischen Kompetenzen eine tragende Säule im Konzept der palliativen Logopädie.

Wenn Ethik der Fall ist

Wir beschäftigen uns in unserem Berufsalltag nicht nur mit Sprech-, Sprach-, Stimm- und Schluckstörungen, sondern mit dem Menschen, der diese Diagnose mit sich bringt. Das Wissen und das Anwenden logopädischer Methoden macht einen Teil unserer Arbeit aus. Es geht in einer gelingenden Therapie aber nicht isoliert um das Beheben einer Störung, es geht um den Betroffenen und seine Angehörigen, die sich in einem anderen Alltag zurechtfinden und Beziehungen neu gestalten müssen. Sie sehen sich mit einem Alltag konfrontiert, den sie sich so nicht ausgesucht haben und der von nun an durch eine ständigerlebbare Ungewissheit geprägt ist. Besonders im Rahmen der palliativen Logopädie erleben wir diesen ganzheitlichen Bezug, wir sind konfrontiert mit den individuellen lebensweltlichen Entwürfen, mit der Wut, der Angst, der Trauer – oft ungefiltert und direkt. Wie kann unter solchen Gegebenheiten Therapie gelingen, wie gehen wir mit diesen „Lebenspaketen" um, ohne selber in den Emotionen und Schicksalen zu versinken? Hier wird deutlich, dass wir uns in der Logopädie mit anthropologischen Fragestellungen, mit Grundfragen zum Menschsein auseinandersetzen müssen. Giovanni Mai formuliert das so: „Nur wenn es gelingt, nachdenklich zu machen, wird man dem Potenzial, dass die Ethik in der Medizin in sich birgt, gerecht" (Maio 2012, S. 12). Wir Logopädinnen und Logopäden sind in unserem palliativen Berufsalltag an unterschiedliche medizinische Fachrichtungen, die sich schon länger mit der palliativen Ausrichtung beschäftigt haben, gekoppelt. Speziell hier sind es die Fachrichtungen der Neurologie, der Onkologie, der Geriatrie, der Pädiatrie und der Palliativmedizin. Die medizinischen Innovationen und medizintechnischen Entwicklungen bringen immer neue Behandlungspfade hervor, die weitreichende Entscheidungen verlangen, die mit häufig unabsehbaren Konsequenzen verbunden sind. In diesem Rahmen stehen alle Beteiligten vor existenziellen Herausforderungen. Wertekonflikte entstehen, wenn es zum Beispiel um die PEG Versorgung von an Demenz erkrankten Menschen geht oder wenn die Frage gestellt wird, wann das Essen und Trinken in der palliativen Versorgung für den Betroffenen eher Belastung als Genuss sind. Ethische Auseinandersetzungen mit komplexen Werteabwägungen sind notwendig, um Entscheidungen zu reflektieren. Ethische Fallkonferenzen dienen dazu, Werteabwägungen transparent zu machen und im Diskurs Behandlungsmöglichkeiten zu eruieren. Unterschiedliche Menschen, unterschiedliche Berufsgruppennehmen nehmen Situationen auf ihre eigene fach- und personenspezifische Weise wahr und können,selbst wenn sie in ethischen Werthaltungen übereinstimmen, zu ganz anderen therapeutischen Handlungskonsequenzen gelangen. Die Einschätzung, ob ein Patient sterbend ist oder ob noch sinnvolle Behandlungsoptionen gegeben sind, ist in vielen Situationen sehr unterschiedlich und abhängig von individuellen Variablen (Persönlichkeitsfaktoren, Berufsgruppe, Fachdisziplin, Erfahrung etc.). Ethische Fallbesprechungen haben das Ziel, diese Sichtweisen gleichberechtigt miteinander ins Gespräch zu bringen und zu beleuchten. Dafür und für die Reflexion unseres therapeutischen Handelns brauchen wir ethisches Wissen, also ein Wissen über ethische Grundwerte und ethische Urteilsbildung. Ethisches Denken im palliativ-logopädischen Kontext verfolgt mindestens zwei Ziele: eine bessere Versorgung unserer Patienten sowie die reflektierte Unterstützung unseres eigenen fachlichen Handelns. Dabei muss beachtet werden, dass Ethik im Gesundheitswesen nicht sagt oder vorschreibt, was das Gute in der jeweiligen Situation ist, sondern sie gibt uns Kriterien an die Hand, wie wir etwas als gut beurteilen können (vgl. dazu Porz 2016).

2.1   Klinische Ethik

Ethik handelt von Werten und Normen. Es geht in der Ethik um das, was uns im Leben wichtig ist (Werte) und auch darum, wie wir diese Wichtigkeiten in konkrete Lebensregeln überführen können (Normen). Die klinische Ethik versucht, Werte von Gesundheitsfachpersonen zu reflektieren. Dies ist als Hilfe und Unterstützung gedacht, um Argumentationen, Handlungen und Entscheidungen im klinischen Alltag bewusst auf ethische Werte zu gründen. Werte sind Ideale, Motive, bewusste oder unbewusste Orientierungsstandards, von denen sich einzelne Menschen oder Gruppen von Menschen oder Kulturen in ihrem Miteinander leiten lassen (Porz 2015). Für den Berufsalltag ist es wichtig, private Wertvorstellungen von denen zu trennen, die die Rolle im Beruf erfordert. Unsere eigene Moralvorstellung müssen wir bewusst reflektieren, um als Therapeutinnen

Entscheidungen transparent und gemäß den Anforderungen an unsere berufliche Rolle treffen zu können. Porz definiert die klinische Ethik so: *Die klinische Ethik beschäftigt sich mit berufsethischen Relevanzen im Kontext der Berufsrollen von Gesundheitsfachpersonen. Natürlich spielt die eigene Spezialisierung eine Rolle; ein erster Schritt der Reflexion kann sich durchaus auf die eigenen Moralvorstellungen beziehen. Dem sollte aber immer der Versuch folgen, die eigenen Moralvorstellungen von den Ansprüchen der Berufsrolle abzugrenzen* (Porz 2015, S. 1535). Hilfreich für diese Reflexion können die vier Prinzipien der modernen Medizinethik sein, die Tom Beauchamp und James Childress 2009 in ihrem Buch „Principlesof Biomedical Ethics" veröffentlicht haben. Ob diese Prinzipien ausreichend sind, die vielfältigen Beziehungsgeflechte in der palliativ-logopädischen Therapie abzubilden und angemessen zu berücksichtigen, ist fraglich. Aus diesem Grund wird in den nächsten Abschnitten auch die Care Ethik herangezogen, die genau diese Aspekte beleuchtet.

2.2   Medizinethik (Beauchamp & Childress)

Welche Behandlung entspricht (mutmaßlich) dem Willen des Patienten? Welche Behandlung schadet dem Patienten nicht oder am wenigsten? Welche Behandlung nutzt dem Patienten am besten? Welche Behandlung ist am ehesten gerechtfertigt –hinsichtlich der Prognose und evtl. hinsichtlich der Verteilung begrenzter Ressourcen? Die US-amerikanischen Gründungsväter der modernen Medizinethik, Tom Beauchamp und James Childress haben folgende Prinzipien formuliert, anhand derer im klinischen Alltag argumentiert, entschieden oder gehandelt werden soll (Abb. 2.1).

Das Prinzip der Autonomie des Patienten steht an vorderster Stelle und bedeutet, dass der Patientenwille respektiert werden muss. Daraus ergibt sich die dringende Notwendigkeit einer transparenten, verstehbaren Aufklärung des Patienten, damit dieser eine für ihn gute und fundierte Entscheidung treffen kann (Informed Patient). Medizinische Interventionen sollen möglichst nicht schaden (siehe dazu 2.4), bzw. das Gute einer Maßnahme sollte überwiegen (z. B. Nebenwirkungen) und, die Mittel sollen gerecht verteilt werden (Frage nach einer möglichen Fehlversorgung; bekommen alle gleichen Fälle auch die gleichen notwendigen Maßnahmen?). So eingängig und einfach diese vier Prinzipien auf den ersten Blick wirken, umso schwieriger sind sie in der Anwendung im klinischen Alltag. Oft schließen sich zwei Prinzipien gegenseitig aus und führen zu einem Unbehagen, zu Konflikten oder gar Dilemma, wenn es um konkrete Entscheidungen geht. Das ist nicht von Nachteil, denn genau das ist der Moment,

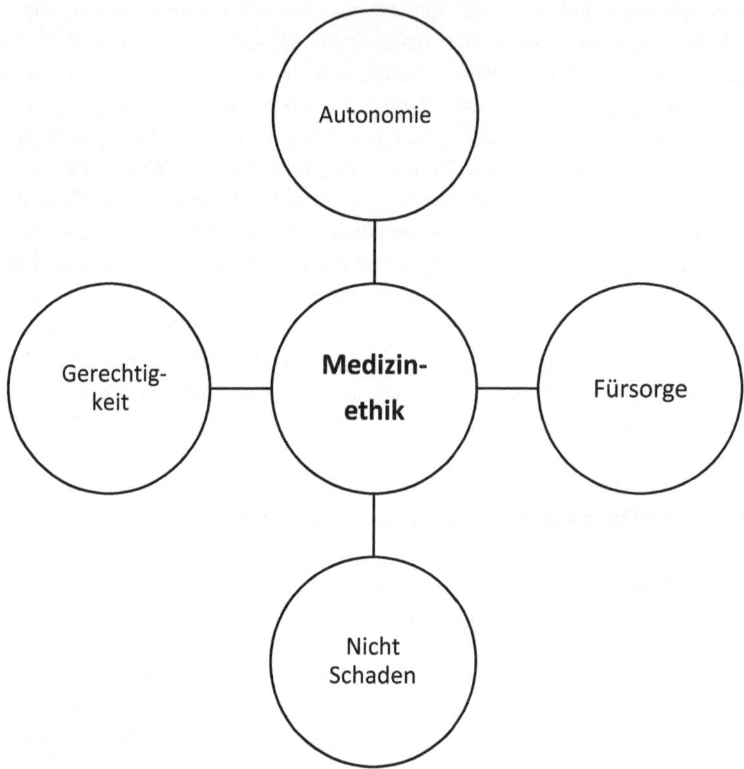

Abb. 2.1 Die vier Prinzipien der Medizinethik (Beauchamp und Childress)

über vermeintliche Handlungs- und Entscheidungslogiken zu reflektieren und das Unbehagen, das Konfliktpotenzial oder das Dilemma herauszuarbeiten und in Worte zu fassen. Damit wird erfahrbar, was sich nicht „gut" oder „richtig" anfühlt. Mögliche Handlungsoptionen können z. B. im Rahmen einer Ethikkonferenz interprofessionell erarbeitet werden. Es ging T. Beauchamp und J. Childress nicht um ein stures Abarbeiten der Prinzipien, sondern vielmehr um den Beginn einer ethischen Analyse. „The four principles form only a starting point – the point where the practical work begins (Beauchamp 2007, S. 9).

2.3   Care Ethik

Care Ethik (engl. Ethics of Care) ist noch ein ziemlich junges Konzept der Moralphilosophie, die nicht den autonomen Menschen allein betrachtet, sondern ihn umfassend in seinen sozialen Beziehungen sieht. *Ethics of Care* hat ihre Anfänge in Nordamerika und lässt sich zuerst in den frühen sozialwissenschaftlichen Studien von Carol Gulligan ausmachen. Ethics of Care entstehen in den 1980er Jahren im Kontext feministischer Gedankenbildung, ist aber keinesfalls in ihrer Aussagekraft und in ihrem Anliegen auf den Feminismus oder die Pflegearbeit zu reduzieren. Dieses Konzept fokussiert auf die Beziehungen und Abhängigkeiten der Beteiligten in einer Situation, die durch fürsorgliches Handeln geprägt ist und stellt den jeweiligen situativen Kontext in den Vordergrund der Betrachtungen. Verschiedene ethische Theorien als gedankliche Leitlinien anzusehen, wie Porz (2016) das ausdrückt, können als Werkzeuge dienen, um je nach Situation mit einer anderen „Lesebrille" einen Fall zu betrachten. Die Care Ethik als eine „Fürsorgepraxis", zielt auf eine Wahrnehmung und Adressierung von Bedürfnislagen, die sich nicht in irgendeine Form von Checklisten pressen lassen (Knoll 2020, S. 271). E. Conradi (2016) empfiehlt die Arbeit mit einem care-ethischen Ansatz ausdrücklich für Sozial- und Pflegeberufe. Für die therapeutische Arbeit lässt sich dazu noch keine Hinweise finden, aber die Aspekte, die E. Conradi zu diesem Urteil führen lassen, dürften auch für unsere logopädische Arbeit gelten. Conradi argumentiert nämlich, dass die Care Ethik Ansätze einen fördernden Beitrag zu einer Professionalisierung leisten können, da sie Sorgetätigkeiten erst sichtbar machen und diese auch würdigen. Außerdem unterstützt diese Haltung in der Begleitung von Menschen, die sich in vulnerablen Situationen befinden. Für die Logopädie ist dies ein wertvoller Ansatz, den es noch an anderer Stelle zu vertiefen gilt. Die Care-ethische Praxis nach Joan Tronto (Tronto 2013) beruht auf einem komplexen Geschehen, das sich auf folgende fünf Elemente stützt (Abb. 2.2):

Elisabeth Conradi postuliert zwölf Elemente einer Ethik der Achtsamkeit (Conradi 2013). Diese Erweiterung von Torontos Kernelementen spiegelt unser therapeutisches Handeln wider. Sie eignen sich für eine ethische Reflexion unserer therapeutischen Interventionen unter den Aspekten der menschlichen Zuwendung:

- Kontakte knüpfen und entstehende Beziehungen pflegen und intensivieren
- Bedürfniserfüllung durch tätige Hilfe
- Balance zwischen Selbstsorge und Sorge für andere
- Erweiterung von Selbstbestimmung und selbstbestimmtes Handeln

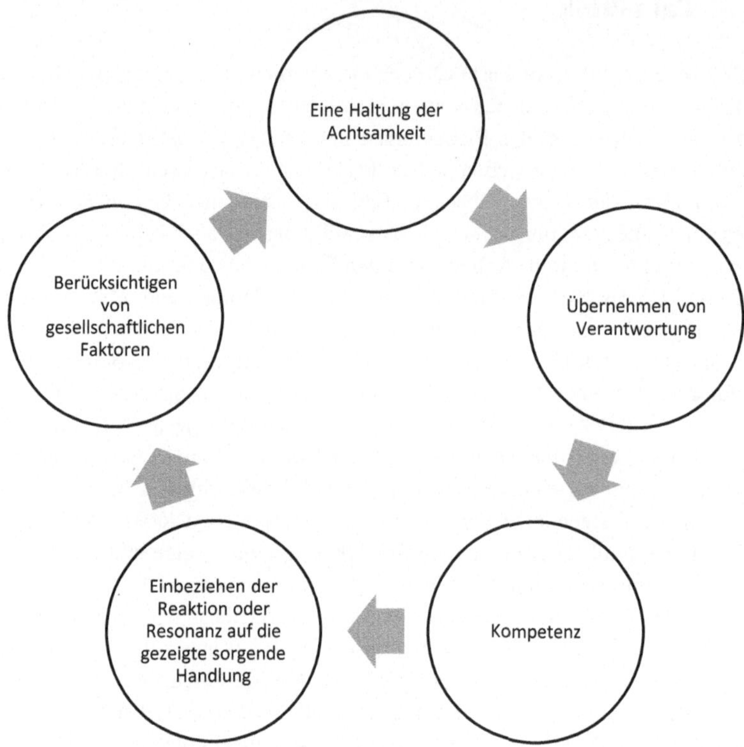

Abb. 2.2 Fünf Elemente Modell nach Tronto (2013)

- Einlassen auf eine konkrete Situation und Aufmerksamkeit für den/die beteiligten Menschen
- Ein von Verlässlichkeit geprägter Prozess
- Kompetenzaneignung und Übernahme von Verantwortung
- Möglichkeiten der Ermutigung (empowerment) erkennen und fördern
- Einstehen für die Rechte, Bedürfnisse und Interessen der Menschen, denen die Zuwendung gilt
- Keine Erwartung oder Verpflichtung zu Gegenleistung
- Beachtung und Einbezug der Resonanzen auf die Sorgetätigkeit
- Wertschätzung der Sorgetätigkeiten und der beteiligten Personen

Mithilfe dieser zwölf Elemente lasse sich gutes von schlechtem Handeln unterscheiden, so Conradi (2013). Interessant an Care ethischen Ansätzen für unsere therapeutische Arbeit sind die Aspekte der eigenen Selbstfürsorge, der Beziehungsgestaltung und des Empowerments. Gerade für den palliativ-logopädischen Kontext sind diese Inhalte von großer Bedeutung. Sie beschreiben exakt auf der therapeutischen Handlungsebene die Angehörigenarbeit, die eigene Balance, die therapeutische Beziehung und die Zielsetzung der therapeutischen Interventionen. Für die professionelle logopädische Arbeit könnte sich die Care Ethik als Reflexionsmodell entwickeln, in dem sich sowohl die kognitiven Argumentationsfähigkeiten als auch die menschliche Bezogenheit und Achtsamkeit wiederfinden. Logopädische Therapie als zwischenmenschlicher Beziehungsprozess, der sich auf die Grundbedürfnisse des Menschen nach Kommunikation, Atmung, Nahrung bezieht, erfordert neben den fachlichen, methodischen Fähigkeiten und Fertigkeiten eine Wahrnehmung des Betroffenen in seiner Ganzheit und in seinem Eingebundensein in Kontexten. Für den palliativen Arbeitsbereich ist hier eine Schnittmenge gegeben, nämlich die der Grundhaltung der Palliative Care. Care Ethics kann für die Logopädie eine Basis für das Herausbilden einer Berufsethik bieten, die Palliative Logopädie wirkt dabei mit ihren Grenzthemen als Katalysator.

2.4   Die PEG Anlage – ein ethischer Fall?

Das Thema der „PEG Anlage" ist und bleibt ein hoch emotionalisiertes Thema. Sobald es im Raum steht, entstehen Bilder im Kopf und rufen entsprechende Gefühle hervor. Betroffene erleben dieses Angebot oft als „das ist das Ende", Angehörige fühlen sich schuldig und haben Gewissensbisse, dass sie nicht entsprechend gut und ausreichend für ihre Liebsten sorgen können. Die Empfehlungen für oder gegen die Anlage einer PEG ist abhängig von den Voraussetzungen im Individualfall und dem Störungsbild. Medizinische Empfehlungen finden sich in den jeweiligen Leitlinien der Fachorganisationen. So unterscheiden sich die Empfehlungen für die PEG Anlage bei ALS gravierend von den Empfehlungen bei Demenz (Abb. 2.3).

Aber auch die Rechtslage muss geprüft werden und die gestaltet sich bezüglich der Anlage einer PEG eindeutig. Es handelt sich dabei um einen medizinischen Eingriff, der grundsätzlich nur vorgenommen werden darf, wenn neben der medizinischen Indikation auch eine rechtswirksame Einwilligung vorliegt. Ist der Patient nicht mehr einwilligungsfähig, muss von ärztlicher Seite geprüft werden, ob ein Dritter an Stelle des Patienten die Einwilligung geben kann. Die

PEG Anlage bei ALS	PEG Anlage bei fortgeschrittener Demenz
•Quelle: Leitlinie/Deutsche Gesellschaft für Neurologie (wird derzeit überarbeitet!) •eine frühzeitige PEG Versorgung wird empfohlen, solange die Vitalkapazität über 50% liegt •eine frühzeitige PEG Anlage kann einer Kachexie vorbeugen	•Quelle: S3-Leitlinie Demenzen •*Es liegen keine randomisierten, placebokontrollierten Studien zur Verwendung von PEG-Sonden zur enteralen Ernährung im Stadium der schweren Demenz vor. Basierend auf der bisherigen Datenlage ist eine positive Beeinflussung der Überlebenszeit, der klinischen Symptomatik, des Auftretens von Infekti-onen oder Dekubitalulzera durch den Einsatz der PEG nicht gegeben.Bei der Anlage einer PEG sind insbesondere Patientenverfügungen zu beachten, und es ist der mutmaßliche Wille des Erkrankten zu ermitteln. (S.84)*

Abb. 2.3 PEG Anlage: Nutzen oder nicht?

rechtliche Situation wird zunehmend komplexer, wenn die Entscheidung für oder gegen eine PEG Anlage durch das Betreuungsgericht genehmigt werden muss. Welche ethischen Prinzipien gilt es zum Beispiel im Rahmen einer ethischen Fallbesprechung zu beleuchten, wenn der Fall nicht eindeutig ist und unterschiedliche fachliche Perspektiven und Wünsche der Angehörigen vorliegen? Nimmt man die medizinethischen Grundprinzipien nach Beauchamps & Childress dann sollte eine PEG Anlage nur dann durchgeführt werden, wenn sie dem Patienten mehr Nutzen bringt als Schaden und seinem Patientenwillen entspricht. Somit wird deutlich, dass die Anlage einer PEG begründet werden muss und nicht deren Nicht-Anlage. Synofzik et al. (2007) haben für die Anlage einer PEG einen Entscheidungsalgorithmus konzipiert, der die Überlegungen transparent darstellt:

- übersteigt der Nutzen die Schadensrisiken deutlich, sollte man eine PEG Ernährung anbieten und empfehlen.
- halten sich Nutzen und Schadensrisiken die Waage, sollte man eine PEG Ernährung als Behandlungsoption zwar anbieten, aber nicht explizit empfehlen.

- übersteigt das Schadensrisiko den Nutzen, sollte man zwar eine PEG Ernährung anbieten, von der Anwendung aber abraten.
- sofern die PEG Ernährung keinen Nutzen für den Patienten bietet, sollte sie auch nicht angeboten werden.

Dieser Algorithmus kann dazu beitragen, die eigene Haltung zu reflektieren und die private Haltung von der fachlichen Haltung zu differenzieren, um den Fokus wieder auf den Fall zu lenken. Eine Erweiterung kann diese Reflexion durch die fünf Elemente aus der Care-Ethik erfahren. Im konkreten Fall könnte das so aussehen (in Anlehnung an Porz 2016):

Haltung aus der Care Ethik	Frage und mögliche Konsequenzen
Caring about (Haltung der Achtsamkeit)	Was ist das Besondere in diesem Fall? Relevanz: Achtsamkeit für die fremde Bedürfnislage: welchen Stellenwert hat das Besondere? Ressource oder Hemmnis? Z. B. kulturelle, religiöse Aspekte
Taking care of (Übernehmen von Verantwortung)	Wer trägt die Verantwortung in dieser Entscheidungssituation PEG ja/nein – Relevanz: Was wird für eine gute Entscheidung benötigt?
Care giving (Kompetenzaspekt für die Situation)	Was wäre bei Szenario A, was bei Szenario B? Relevanz: Konkret werden mit kompetenten Szenarien
Care receiving (Einbeziehen, Resonanz auf ein Angebot)	Wessen Stimme wurde nicht gehört? Relevanz: haben wir alle gehört? Gibt es ein schwaches Glied unter den Akteuren?
Care with (Berücksichtigen gesellschaftl. Faktoren)	An was oder wen haben wir nicht gedacht? Relevanz für Gerechtigkeitsaspekt, Freiheit, Würde, Menschenrecht

Mit der Kombination der strukturierten Vorgehensweise aus der medizinethischen Haltung und der Suche nach Antworten mithilfe der Fragen aus der Care Ethik lassen sich neue Perspektiven finden. Der Fall gewinnt dadurch an Tiefe führt häufig zu unerwarteten Antworten und Handlungsoptionen.

Die Frage nach dem Lebenssinn– Gespräche, Beratungen in der Palliativen Logopädie

3

Fallbeispiel

Ein 65jähriger Mann, an Parkinson erkrankt, sagt zu Beginn der Therapiestunde:" Ich bin nur noch der Trottel in der Familie. Ich sabbere, ständig soll ich deutlich sprechen. Ich bin doch zu nichts mehr zu gebrauchen. Da hilft auch die Therapie hier nichts, mein Leben hat so keinen Sinn mehr." Er führte ein kleines Familienunternehmen und hat es jetzt dem Sohn überschrieben. Soziale Kontakte werden weniger, die Ehefrau schämt sich wegen des Speichelns ihres Mannes. Die Therapeutin fragt nach, hört zu. Der Patient spricht offen über seine Gedanken, Gefühle und bedankt sich: „Endlich hat mir jemand zugehört und meine Ängste verstanden." Gemeinsam überlegen sie, wie der Patient mit seiner Frau ins Gespräch kommen kann. In der Supervisionsrunde stellt die Therapeutin den Fall vor und sagt resigniert: „Wieder nur geredet."

Dieses Fallbeispiel zeigt auf, dass wir in der Palliativen Logopädie häufig noch unsicher sind in unserer Rolle und den veränderten Therapiezielen und -inhalten. In der Versorgung von Schlaganfallpatienten stehen die Übungen im Vordergrund, das Verbessern auf Funktionsebene, die Freude an „Therapieerfolgen". Natürlich geht es auch dort um Themen der Krankheitsbewältigung und Fragen wie „Wird alles wieder gut? Werde ich in meinen Beruf zurückgehen können? Kann ich wieder nach Hause?". Sie nehmen häufig nicht den Raum oder „verschwinden" hinter den Übungen, weil das „Üben" im Vordergrund steht gemäß der neurobiologischen Prämisse „Use it or lose it". Im palliativen Kontext ist das Gespräch häufig

© Der/die Autor(en), exklusiv lizenziert durch Springer
Fachmedien Wiesbaden GmbH, ein Teil von Springer Nature 2020
C. Winterholler, *Palliative Logopädie – Band 2*, essentials,
https://doi.org/10.1007/978-3-658-32296-0_3

die „Übung" und wird noch zu wenig als Therapieinhalt gewürdigt. Die Betroffenen und ihre Angehörigen erleben eine Situation der permanenten Unsicherheit, was den Krankheitsverlauf betrifft. Gerade bei neuromuskulären Erkrankungen mit den schleichenden Funktionsverlusten müssen sich alle Beteiligten auf sich ständig wechselnde Lebenssituationen einstellen. Die Frage nach dem Sinn des Lebens wird gestellt und wir schrecken davor oft zurück, weil wir meinen, eine Lösung parat haben zu müssen. Aber um Lösungen geht es nicht und schon gar nicht um Lösungsansätze, die von außen herangetragen werden. Vielmehr geht es um ein Gehört und Gesehen Werden in der ganzen Verletzlichkeit und Verletztheit. Die Patienten und ihre Angehörigen haben sich auf einen Weg gemacht, den sie so nicht gewählt haben.Wir begleiten also Veränderungsprozesse, die in ihrer Geschwindigkeit und in ihrem Ausmaß nicht vorherzusagen sind. Das SCARF Modell (David Rock) und das Haus der Veränderung in Anlehnung an das Konzept von C. F. Janssen sind beides geeignete Modelle, um diese Prozesse für uns Therapeutinnen und Therapeuten erfahrbar zu machen, sie entsprechend zu reflektieren und Therapieangebote zu gestalten. Sie ermöglichen eine Haltung, die es ermöglicht, die Ganzheitlichkeit zu erfassen und sich auf situative Lösungswege einzulassen. Das Gespräch, die Beratung, das Zuhören sind Kernelemente im gelingenden palliativ-logopädischen Arbeitsalltag.

3.1   Das SCARF Modell (Rock)

Das SCARF Modell (engl. Akronym für **S**tatus, **C**ertainty, **A**utonomy, **R**elatedness, **F**airness) beschreibt basierend auf den Erkenntnissen der modernen Hirnforschung elementare Grundbedürfnisse des Menschen, die er braucht, um sich sicher zu fühlen. Werden diese Grundbedürfnisse erfüllt, können Menschen kooperativ und vertrauensvoll miteinander arbeiten, miteinander umgehen. Sie erleben sich als resilient und können auf dieser Basis, die Anforderungen des Lebens annehmen Das SCARF Modell wurde von David Rock auf der Grundlage von Forschungsergebnissen aus den Neurowissenschaften entwickelt. Dieses Modell kann dazu beitragen, Veränderungsprozesse und deren Auswirkungen auf jeden Einzelnen und dessen Verhalten zu verstehen. Rock hat fünf Merkmale identifiziert, die zu einer verstärkten Kooperation und Lern- und Annahmebereitschaft führen können, um Veränderungsprozesse besser zu bewältigen. Diese fünf Merkmale hat er in dem engl. Akronym „SCARF" (**S**tatus, **C**ertainty, **A**utonomy, **R**elatedness, **F**airness) zusammengefasst. Sein Modell hat David Rock 2009 in seinem Buch „Your Brain at work" veröffentlicht.Fühlen wir uns im Rahmen dieser Merkmale gefährdet, so können wir unsere Sicherheit verlieren und erleben negativen Stress. In diesen Stresssituationen agieren wir nach unseren individuellen Mustern, die vordergründig Schutz bieten, aber eine Auseinandersetzung mit den neuen Erfordernissen verhindern.

3.2   Neurobiologische Grundlagen des SCARF Modells

Das menschliche Gehirn verarbeitet neue Informationen in einer rasenden Geschwindigkeit. Dabei ist die wichtigste Aufgabe des Gehirns das Überleben zu sichern. Also werden neu eintreffende Informationen in Sekundenbruchteilen als eine Bedrohung oder als eine Belohnung klassifiziert. Diese Bewertungsprozesse laufen weitgehend unbewusst ab. Bei zu viel Bedrohung schaltet unser Gehirn auf archaische Notfallprogramme wie Flucht, Totstellen oder Angriff um. In einem solchen Zustand ist das Annehmen von neuen Situationen, ein Lernen, eine vertrauensvolle Zusammenarbeit, ein Heben der eigenen Ressourcen nicht möglich. Wenn wir das SCARF Modell als Grundlage unserer Beratung und der therapeutischen Interventionen berücksichtigen, können wir ein Klima von Wertschätzung, Vertrauen und Kooperation aufbauen. Gleichzeitig haben wir ein Erklärungsmodell an der Hand, warum Patienten, Angehörige oder auch Teammitglieder in gewissen Situationen möglicherweise mit Abwehr, Ärger, Wut reagieren. Das Modell bietet auch für uns selbst eine Reflexionsmöglichkeit. Es gibt laut Rock (Rock 2009) fünf Faktoren, die unser Sicherheits- oder Bedrohungssystem besonders stark aktivieren (Abb. 2.2).

- **S**tatus – Status
- **C**ertainty – Sicherheit
- **A**utonomy – Autonomie
- **R**elatedness – wie bin ich in der Gemeinschaft, im Team, in der Familie, etc. aufgehoben, aufgenommen?
- **F**airness – wie gerecht fühle ich mich behandelt?

(Abb. 2.2) Fünf Faktoren nach Rock 2009.

Werden diese Faktoren als eingeschränkt oder verletzt von uns wahrgenommen, empfinden wir das als Bedrohung oder Gefahr. Werden diese Faktoren dagegen positiv bedient, gibt uns dies einen sicheren Rahmen. Im Modus der Sicherheit verhalten wir uns zugänglicher, offener und lernen dadurch besser mit neuen Situationen umzugehen. Lernen, Annehmen von Situationen und Herausforderungen, Kooperationsbereitschaft sind nur in diesem sicheren Zustand möglich (Rock 2009). In Anlehnung an Rock (2009) werden die einzelnen Faktoren beschrieben:

Status beschreibt die relative Stellung zu anderen Menschen. Der wichtigste Einflussfaktor für den Status ist die Würdigung von Leistung und die Anerkennung der eigenen Kompetenz. Hier erleben unsere Patienten mit einem zunehmenden Funktionsverlust durch das Angewiesensein auf Hilfe eine Abnahme ihrer Kompetenzen. Für die Therapiegestaltung ist es deshalb wichtig, nach Elementen des Gelingens zu suchen. Restituierende Maßnahmen können das im palliativ-logopädischen Setting meistens nicht leisten. Damit rücken die adaptiven Maßnahmen deutlich in den Vordergrund, die den Betroffenen zu einer angemessenen Alltagsbewältigung befähigen können und er sich dadurch als kompetent erfahren kann.

Certainty(Sicherheit) bedeutet, dass Abläufe eine gewisse Stabilität und Vorhersagbarkeit haben. Für Patienten, Angehörige bedeuten die Veränderungen, die durch das Fortschreiten der Erkrankung initiiert werden, eine permanente Gefährdung der gewohnten Sicherheit und werden damit zu einer existenziellen Bedrohung. Das heißt auch, dass jeder Betroffene, jeder Angehörige von ganz unterschiedlichen Maßnahmen überfordert sein kann. Für einen Betroffenen bedeutet eine Kostumstellung eine Chance, weiterhin gefahrlos zu essen, für den anderen ist es ein Zeichen, dass bald „nichts mehr oral möglich ist". Werden neue Muster erkannt, um sich die Welt zu erklären, dann kann man wieder sicherer agieren. Unser Gehirn versucht permanent durch das Erkennen von Mustern vorhersagbare Informationen zu entwickeln. Und genau das erleben die Betroffenen mit dem Fortschreiten der Erkrankung und müssen sich immer wieder auf neue Gegebenheiten einstellen. Das Konzept heißt jetzt: Leben mit Ungewissheit. Für die Therapiegestaltung und die Zusammenarbeit heißt das in jedem Fall, dass wir einen "sicheren", d. h. einen vorhersagbaren und verlässlichen Rahmen anbieten müssen. Zu viel Unsicherheit, Chaos und fehlende Verlässlichkeit senken das Sicherheitsempfinden und können als Bedrohung empfunden werden. Die Formulierung von Rahmenbedingungen, die Zielformulierungen, die gemeinsame Betrachtung der Möglichkeiten im Alltag des Patienten, der Angehörigen, die Transparenz in der Therapiemethodenwahl erhöhen dagegen die Sicherheit und schaffen einen Rahmen für eine Akzeptanz.

Autonomie stellt einen grundsätzlichen Eckpfeiler in diesem Modell und auch in unserem Leben dar. Der Mensch ist ein autonomes Wesen. Verkürzt bedeutet Autonomie, dass Menschen ihr Umfeld frei gestalten und kontrollieren können. Autonomes Erleben ist geprägt durch unsere Geschichte, ist eine

Frage unserer Persönlichkeit, unseres Mindsets. Grundsätzlich lässt sich feststellen, dass Wahlfreiheiten das Gefühl der Autonomie stärken, sich positiv auswirken und aus Sicht des Gehirns wie eine „Belohnung" bewertet werden. Fremdbestimmtheit und Kontrollverlust schränken die Autonomie ein und können als Bedrohung wahrgenommen werden. Angehörige zum Beispiel erleben sich häufig als fremdbestimmt, wenn jeder im Versorgungsteam mit neuen Ideen, Angeboten kommt, Termine ständig verschoben werden, Aussagen bezüglich therapeutischer Maßnahmen nicht als kohärent erlebt werden.

Verbundenheit (Relatedness) beschreibt das Gefühl der Zugehörigkeit zu einer Gruppe. Das "Wir Gefühl" ist ein essenziell wichtiger Faktor. Die heutige Hirnforschung zeigt, dass der Ausschluss aus einer Gruppe die gleichen neuronalen Netzwerke aktiviert wie physischer Schmerz. Das mag evolutionsbiologische Gründe haben, schließlich war der Ausschluss aus der Sippe vor ein paar tausend Jahren ein fast sicheres Todesurteil. Der Wunsch nach Verbundenheit und sozialer Zugehörigkeit manifestiert sich in der Gründung von Gruppen. Erleben sich Menschen als Teil einer sozialen Gruppe, können sie vertrauen, haben sie den Wunsch des Zusammenarbeitens, kümmern sie sich umeinander. Entsprechend können neue Menschen potenziell als eine Bedrohung wahrgenommen werden. Das Bedürfnis nach Verbundenheit können wir gut bei unseren Patienten beobachten, die zu Beginn einer Erkrankung noch viel besucht werden und intensiv im Austausch mit ihrer Umweltstehen sind. Das schafft Nähe und stärkt die Verbundenheit. Eine eingeschränkte Kommunikationsfähigkeit oder der Verlust dieser führen zu einer Isolation. Das Prinzip der Verbindungsmöglichkeit, der Möglichkeit auf allen Ebenen zu kommunizieren nimmt eine zentrale Stellung in der palliativen Logopädie ein.

Fairness (Gerechtigkeit) ist die letzte Dimension im SCARF Modell. Wir haben alle einen in uns tief verankerten Wunsch nach Gerechtigkeit. Wenn wir uns ungerecht behandelt fühlen, dann erleben wir dies als bedrohlich. Wir werden wütend und ärgerlich. Eine wichtige Maßnahme, um Fairness zu etablieren, ist die Formulierung von klaren Erwartungen, Zielen und Spielregeln. Sobald Entscheidungen einen Hauch von Willkür tragen oder nicht ausreichend begründet scheinen, mag es vorkommen, dass wir zum Beispiel mit Widerstand reagieren. Ein transparenter Umgang mit Informationen, die Mitbestimmung und die aktive Einbeziehung in den Entscheidungsprozess verhilft uns, die Perspektive zu erweitern und neue Aspekte zu integrieren. Das kann vermutlich zusätzlich auch den Status und die Autonomie stärken. Der Betroffene kann das Gefühl der Ungerechtigkeit auf unterschiedlichen Ebenen empfinden:

- Existenziell: die Frage „Warum ich?", „Warum habe ich diese Erkrankung?"

- Handlungsebene: „Warum bezahlt die Krankenkasse nicht den E-Rolli. Ich habe die ganzen Jahre einbezahlt. Das steht mir zu."

3.3   Das SCARF Modell als Werkzeug für das Verstehen und Gestalten von Veränderungsprozessen

SCARF (Rock 2009) bietet ein Erklärungsmodell für das Verhalten von Menschen und gleichzeitig einen Bezugsrahmen, wie Veränderungenressourcen gehoben werden können. Das Modell dient sowohl als Reflexionswerkzeug für das eigene Denken, Fühlen, als auch das Verhalten anderer Menschen zu verstehen. Welche Reaktionen können wir beobachten, wie können wir Verhaltensstrategien deuten und dann mit dieser Transparenz Situationen, die auf den ersten Blick vielleicht befremdlich erscheinen, fassbar und verständlich zu machen. Es verhilft uns dazu, Gesprächsrahmen und Therapiemethoden zu wählen, die Sicherheit und Verbundenheit ermöglichen, damit Veränderungsprozesse gemeinsam gestaltet werden können. Auch zeigt das Modell einen Bezug zu den Zielqualitäten sowie zu dem ethischen Prinzip der Autonomie. Für extrem belastende Situationen mit hoher emotionaler Aufladung gibt dieses Modell neue Sichtweisen auf Verhaltensangebote, die zum Beispiel eher in Richtung Ablehnung gehen und ermöglicht so ein Innehalten und ein Reflektieren, was ein notwendiges und sinnvolles palliativ-logopädisches Angebot sein kann.

Beratung in der Palliativen Logopädie: Das Haus der Veränderung (in Anlehnung an C. F. Janssen)

4

Wir erleben einen permanenten Wandel, Instabilität und Unvorhersehbarkeit in unserem Leben. Dieser Wandel scheint für uns im Alltag nach gewissen Gesetzmäßigkeiten zu verlaufen. Das Vier-Zimmer-Modell im Haus der Veränderung (Abb. 4.1) des schwedischen Psychologen Claes F. Janssen verdeutlicht diesen prinzipiellen Verlauf von Veränderungen und bietet damit eine Möglichkeit, Veränderungsprozesse zu visualisieren. Es verkürzt das bekannte Trauer-Modell von Kübler-Ross (Kübler-Ross 2004) auf letztendlich 4 Phasen (hier Zimmer genannt) und bezieht sich nicht explizit auf den Trauer- sondern den Veränderungsprozess. Die Grundlage des Modells ist das Konzept 'Fluss des Wandels'. Der Wandel wird nicht einfach als ein graues Band begriffen, das sich durchs Leben zieht. Die Übergänge sind die eigentlichen Zeiten des Wandels. Sie sind die Zwischenzeiten und -räume mit Krisencharakter (Hasenfratz und Tondeur 2015). Sie füllen das aus, was zwischen Vertrautem und Ungewissem liegt und sind dadurch geprägt von ambivalenten Emotionen und Unsicherheiten. Wandel in lebendigen Systemen (Menschen, Teams, Organisationen) laufen chaotisch ab. Das Festhalten Wollen am Bekannten entspricht der menschlichen Natur. In Übergängen reagieren Menschen meist mit Stressmustern und Kontrollversuchen. Im Kern geht es um das Loslassen des Alten und das Offenwerden für das Neue. Von außen erzwungene Veränderungen (z. B. durch Krankheit, Unfall, etc.) verlaufen meist in einer anderen Intensität als selbst-initiierte Veränderungen. Die grundlegende Dramaturgie bleibt jedoch dieselbe. Das 'Vier-Zimmer-Modell' beschreibt modellhaft diese Phasen in Übergängen. ImÜbergang existiert die Schwelle, von wo aus sich die Blickrichtung von der Vergangenheit in die Zukunft ändert. Der Beratungs- und Begleitungsanteil im Rahmen der palliativ-logopädischen Therapie nimmt einen großen Raum ein. Hier geht es um die großen Themen des

C. Winterholler, *Palliative Logopädie – Band 2*, essentials, https://doi.org/10.1007/978-3-658-32296-0_4

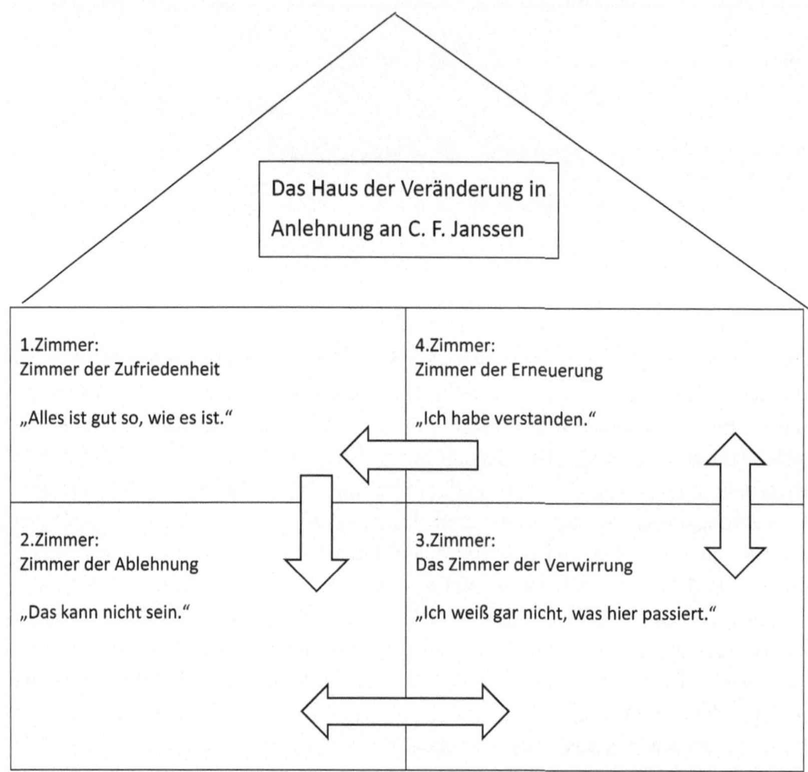

Abb. 4.1 Haus der Veränderung in Anlehnung an das Modell von C. F. Janssen

Lebens und auch um den konkreten Alltag. Das Haus der Veränderung kann eine mögliche Visualisierung und Verständnisgrundlage bieten.

4.1 Prinzipien und Emotionen von Veränderungsprozessen

Es gibt Grundprinzipien (Abb. 4.2), die sich durch alle Phasen der Veränderungen durchziehen. Diese Prinzipien müssen beachtet werden, denn es handelt sich bei Veränderungsprozessen nicht um ein lineares „Abarbeiten" von Lebensaufgaben. Individuelle Erfahrungen, Werte, Persönlichkeitsstrukturen, spirituelle Anbindungen, Resilienzfaktoren spielen eine große Rolle in der Gestaltung von Veränderungsprozessen und können diese Prozesse positiv wie negativ beeinflussen. Für das Modell der vier Zimmer bedeutet das, dass ein Verweilen oder Rückläufe in andere „Zimmer" normale Reaktionen sind. Diese Reaktionen gilt es zu würdigen, um wichtige Entwicklungsprozesse zu unterstützen und um die Gefühle, die dabei ausgelöst werden, nicht zu bagatellisieren. Ein vorschnelles Trösten, ein generalisiertes „Weinen Sie nur, das tut" löst möglicherweise Widerstand aus und ist nicht hilfreich für den Prozess.

---

1. Emotionen wie Wut, Zorn, Traurigkeit, die wir in Veränderungsprozessen spüren, sind normal und sollten nicht klein geredet oder unterdrückt werden.

2. Es gibt keine Abkürzungen, jeder geht durch alle Zimmer. Je nach Art der Veränderung kann das so schnell gehen, dass der Aufenthalt in einem Zimmer gar nicht bewusst wahrgenommen wird oder aber es kommt zu längeren Aufenthalten in den Zimmern.

3. Eine Beschleunigung der Aufenthalte von außen ist nicht möglich. Das heißt, der Aufenthalt in jedem Zimmer ist individuell verschieden.

4. Rückfälle sind normal. Das heißt, auch wenn man schon durch ein Zimmer durch gegangen ist, kann man nochmal in ein vorheriges Zimmer zurückfallen.

5. Je tiefgreifender eine Veränderung im Leben ist, desto länger kann die Verweildauer in einem Zimmer andauern.

6. Widerstand bedeutet eigentlich, dass schon ein Erkennen vorhanden ist, dass alte Strategien nicht mehr funktionieren. Der Widerstand zeigt damit ein Entwicklungspotential an.

Abb. 4.2 Grundprinzipien in Veränderungsprozessen (vgl. Böhler 2017)

4.2   Das erste Zimmer: Zimmer der Zufriedenheit – „Es ist alles gut so, wie es ist."

Das erste Zimmer im Haus der Veränderung ist das **Zimmer der Zufriedenheit** und beschreibt die Phase vor der eigentlichen Veränderung. Hier fühlt man sich grundsätzlich wohl. Die Umgebung ist geordnet und der Alltag verläuft in ruhigen Bahnen. Sich abzeichnende Veränderungen werden klein geredet oder ignoriert. Das Gefühl einer grundsätzlichen Kontrolle über das eigene Leben und Erleben herrscht vor. Menschen genießen oftmals diesen Zustand, bis eine eintretende, jetzt wahrgenommene Veränderung das Lebenskonzept zum Wanken bringt. Das kann ein plötzlicher externer Schock sein, der z. B. durch eine Krankheitsdiagnose ausgelöst wird. Mitunter wird die sich abzeichnende Veränderung noch etwas weiter ignoriert oder kleingeredet. Jeder macht weiter wie bisher. Erst wenn klar ist, dass eine Veränderung unausweichlich ist, wird das das **Zimmer der Ablehnung** betreten.

Typische Aussagen in dieser Phase sind:

- „Das muss ich nicht so ernst nehmen, das gibt sich alles wieder."
- „Das ist nur vorübergehend, ich hatte viel Stress. Ich muss mich nur mal richtig auskurieren."
- „Das ist nur Panikmache. Die Krankheit ist bestimmt nicht so schlimm."
- „Alles halb so wild, alle übertreiben maßlos."

Solche Äußerungen hören wir häufig in den Anamnesegesprächen, besonders wenn wir nach Einschränkungen beim Essen und Trinken fragen. Trotz Gewichtsverlust bagatellisieren die Betroffenen erste Einschränkungen. Angehörige sehen in dieser Phase schon sehr viel klarer und geben oft entscheidende Hinweise, dass sie z. B. schon seit längerer Zeit Veränderungen bemerkt haben.

4.3   Das zweite Zimmer: Zimmer der Ablehnung – „Das darf einfach nicht wahr sein"

Im **Zimmer der Ablehnung** wird die Veränderung bewusst wahrgenommen. Es ist klar, dass eine Veränderung unausweichlich ist und es nicht weiter gehen kann und wird wie bisher. Eine Rückkehr in das erste Zimmer ist auf direktem Weg nicht möglich. Jedoch wird die Veränderung immer noch geleugnet oder im weiteren Verlauf von aktivem Widerstand begleitet. Das heißt, die Veränderung (z. B. eine Diagnose) wird infrage gestellt. Die Vergangenheit wird verteidigt oder weiter schöngeredet (es ist alles gar nicht so schlimm). Es beginnt die Suche nach Schuldigen, es werden Vorwürfe laut. Zentrale Gefühle im Zimmer der Ablehnung sind Angst und Wut. Betroffene, Angehörige zeigen passiven oder aktiven Widerstand bei Unterstützungs- oder Therapieangeboten. Diese starken Emotionen ermöglichen das Gefühl, die jetzige Situation noch in irgendeiner Form zu kontrollieren. Dieser Widerstand zeigt aber ebenfalls an, dass ein Veränderungsprozess eingeleitet ist, aber, dass noch keine neuen Handlungsoptionen oder -muster für diese Ausnahmesituation etabliert sind.

Typische Aussagen für diese Phase sind:

- „Das kann gar nicht sein. Hier liegt bestimmt eine Verwechslung vor. Das ist bestimmt eine andere Krankheit"
- „Ich lehne alle Maßnahmen ab. Dann will ich lieber gleich sterben"
- „Ich werde keine Kostumstellung machen. Das Breizeugs können Sie alleine essen"
- „Ich suche einen Experten auf. Jemand, der sich wirlich auskennt."

Diese Aussagen begegnen uns häufig in der kompensatorischen und in der adaptiven Phase im Konzept der palliativen Logopädie. Es kommt in dieser Phase häufig zu einem Therapeuten-, einem Arztwechsel. Die Hoffnung ist groß, dass ein Irrtum vorliegt oder jemand anderer ein „Wundermittel" hat. In immer wieder neuen Diagnostiksettings bleibt das Gefühl der Hoffnung aktiv, alles könnte ganz anders sein.

4.4 Das dritte Zimmer: Zimmer der Verwirrung – „Ich weiß nicht nicht mehr weiter."

Im **Zimmer der Verwirrung** beginnt man letztendlich zu verstehen, dass sich etwas ändern wird oder auch ändern muss. Dieser rationalen Einsicht folgt zeitversetzt die emotionale Einsicht, nämlich, dass der Status Quo nicht aufrechterhalten werden kann. Es machen sich Verlustgefühle breit. Gleichzeitig sind neue Abläufe im Gestalten eines veränderten Alltags noch nicht etabliert oder gelingen holprig, wie zum Beispiel die Nutzung eines Rollstuhls in der Wohnung. Für alle beteiligten herrscht „Chaos", weil die Kontrolle über das eigene Leben verlorenen gegangen ist. Neue Handlungskompetenzen bauen sich zaghaft auf. Die Steuerungskompetenz über die Situation, den Alltag, das eigene Leben ist auf einem Tiefpunkt angekommen. In der Veränderungskurve von Kübler-Ross (2004) ist dieses Erleben mit dem Tal der Tränen zu vergleichen.

Hier kann es auch zu einer möglichen Depression kommen. Aber es können auch schon erste Momente einer Akzeptanz erlebt werden, wenn erste Anpassungen gelingen, die gleichzeitig auch den Übertritt in das nächste Zimmer im Haus der Veränderung bedeuten können.

Typische Aussagen für diese Phase sind:

- „Ich weiß nicht mehr weiter."
- „Wie soll das bloß gehen?"
- „Das schaffe ich nicht."
- „Das ist doch das Ende."

In der Beratungssituation ist es besonders in dieser Phase wichtig, die ersten Zeichen einer möglichen Akzeptanz zu bemerken und darauf aufzubauen. Lernmomente, die dazu beitragen, Kontrolle über das eigene Erleben, das eigene Leben zu bekommen, unterstützen resiliente Faktoren. Das Erfahren von Selbstwirksamkeit ist das Leitmotto geeigneter Therapiemethoden. Die zeitnahe Versorgung mit geeigneten Hilfsmitteln kann dazu einen wichtigen Beitrag leisten.

4.5   Das vierte Zimmer: Das Zimmer der Erneuerung – „Ich habe verstanden, ich akzeptiere."

Im **Zimmer der Erneuerung** weichen die Schwere und das Chaos aus Zimmer drei langsam zu Gunsten einer klaren Sicht. Neue Verhaltensweisen, der Alltag beginnen zu funktionieren und etablieren sich. Die gefühlte Kontrolle und das Vertrauen in eine Bewältigung der Situation steigen, werden aber häufig auch von einem Gefühl der Müdigkeit und Erschöpfung begleitet. Denn der Weg hierhin war anstrengend. Patienten und Angehörige erleben sich sukzessive wieder als selbstwirksam, die das Gefühl der Kontrolle über das eigene Leben kommt wieder. Neue Fähigkeiten, neue Netzwerke, andere Routinen etablieren sich. Der Blick richtet sich auf das Hier und Jetzt und zaghaft in die Zukunft. Erste Pläne werden geschmiedet, z. B. Reisen mit dem neuen E-Rolli. Das Erleben aus den vorhergegangenen Zimmern wird zu einem Teil des neuen Lebens und wird zu einem Teil der persönlichen Entwicklung.

Typische Aussagen dieser Phase:

„Ich probiere die Koststufe 2 aus."

„Jetzt sehe ich langsam, wofür es gut ist."

Betroffene mit neurologisch progredient verlaufenden Erkrankungen oder anderen schweren Krankheitsverläufen und deren Umfeld haben häufig nicht sehr viel Zeit, um sich mit dieser Phase vertraut zu machen und zumindest für eine Zeit lang den erreichten Zustand auch zu genießen und Kraft zu schöpfen. Je nach Fortschreiten der Grunderkrankung beginnt das Prinzip der Veränderung und der Anpassung stetig neu. Wie das erlebt wird, hängt von der individuellen Resilienz ab. Für die Beratung ist es hilfreich, das Haus der Veränderung sowohl mit den Betroffenen und wie auch mit den Angehörigen durchzugehen, denn jeder hat sein individuelles Tempo und seine eigenen Ressourcen. Unverständnis kommt häufig auch dadurch zustande, dass gerade in diesen stressbelastenden Situationen die Fähigkeit zur Empathie verloren gehen kann und Betroffene und Angehörige die unterschiedlichen Geschwindigkeiten der Verarbeitung und bewältigung nicht wahrnehmen können. Das kann dann zu Konflikten, Missverständnissen führen. Ein gutes Netzwerk für Entlastungsmöglichkeiten ist zielführend und wirkt stabilisierend (siehe auch Winterholler, C. Band 3, 2020).

4.6 Beratungsinhalte je nach Zimmer

Je nach Zimmer im Haus der Veränderung brauchen Menschen eine andere Ansprache, andere Beziehungsangebote, Therapieinhalte. Das verlangt von uns eine hohe Flexibilität in der Wahl geeigneter Beratungs- und Therapiemethoden. Besonders anspruchsvoll ist das in Zimmer zwei, denn da treten in der Regel die heftigsten Emotionen auf. Wut, Trauer, Angst sind die Leitemotionen und benötigen einen sicheren Rahmen, um Akzeptanz zu entwickeln. Ziel der Beratungsangebote soll sein, dass Betroffene und Angehörige die Unterstützung erhalten, die wirkliche Ressourcen darstellen. Nicht jedes Beratungs- und Unterstützungsangebot passt für die jeweilige Phase. Das muss sorgfältig herausgearbeitet werden, damit wirksame Angebote gefunden werden können (Abb. 4.3). Der Blick auf die unterschiedlichen Unterstützungsebene ermöglicht passende Wahl von Angeboten. Wenn z. B. ein finanzieller Mangel herrscht, dann ist Trost nicht zielführend oder sind Tipps, die kostenintensiv sind, nicht hilfreich.

4.6.1 Angebote im Zimmer der Zufriedenheit

Hier geht es darum, erste Veränderungen, die sich aus der Diagnostik heraus ergeben haben, klar und nachvollziehbar zu erklären. Therapieoptionen darstellen, offen darüber kommunizieren, was Therapieziele sein können. Es braucht Raum

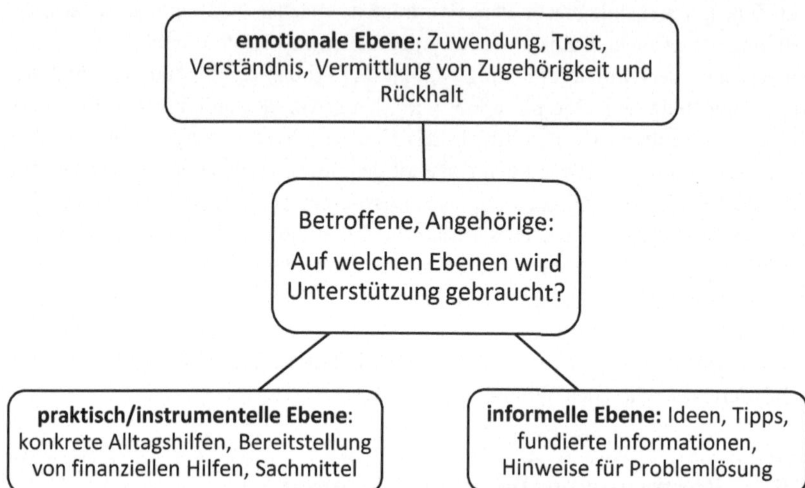

Abb. 4.3 Unterstützungsebenen

und Zeit, damit die Informationen adäquat verarbeitet werden können. Eine Haltung der Offenheit zeigt an, dass immer und immer wieder vonseiten der Betroffenen und Angehörigen gefragt werden darf. Wichtig sind Feedbackschleifen, ein Abholen der Betroffenen, der Angehörigen, unter dem Aspekt, was verstanden wurde. Der Dialog kann über ein Fragen nach der individuellen Bedeutung eröffnet werden. "Was bedeutet diese Informationen konkret für Sie, für Ihren Alltag?" Die Notwendigkeit von ersten Interventionen müssen aufgezeigt werden, wobei der Gefährdungsaspekt, wie z. B. Gefahren einer Mangelernährung, einer Aspirationspneumonie offen angesprochen werden müssen.

4.6.2   Angebote im Zimmer der Ablehnung

Im Haus der Veränderung ist das Zimmer des Widerstands das anspruchsvollste Zimmer. Denn hier treten heftige Emotionen auf und in Verbindung mit dem Gefühl der noch wahrgenommenen Reste von Steuerungskompetenz und Kontrolle haben Betroffene, Angehörige viel Kraft für den Widerstand. Informationen, praktische Hinweise können vermutlich nicht gehört werden oder verstärken den Widerstand noch mehr. Es muss ein Raum für die Emotionen geschaffen werden, in dem Ventile geöffnet werden können. Zuhören steht an erster Stelle sowie ein

Ernstnehmen der Gefühle. Der offene Dialog wird ermöglicht mit Fragen wie: „Wie gehen wir jetzt hier in der Therapie damit um? Was brauchen Sie jetzt aktuell in Ihrer Situation?" Eine Lösung muss nicht sofort erarbeitet werden, das schafft häufig noch mehr Druck. Das Prinzip der kleinsten Schritte in Richtung Veränderung ist hier zielführend.

4.6.3 Angebote im Zimmer der Verwirrung

Im Zimmer der Verwirrung ist regelrecht der Tiefpunkt erreicht und die Unsicherheit ist sehr groß. Die hier wichtigste therapeutische Aufgabe in dieser Phase ist offen und präsent zu sein und fachliche Sicherheit zu geben. Gemeinsam werden kurzfristige, kleinschrittige Ziele erarbeitet, die eine hohe emotionale Aufladung haben. Der zu bewältigende individuelle Alltag dient als Grundlage für therapeutische Interventionen, um dort positive Erfahrungsinseln schaffen. Die Eigenverantwortung und die Selbstorganisation müssen gestärkt werden, damit neue Muster eine Chance auf eine Übernahme haben. Es geht um eine situative Zielerreichung, die nicht den Anspruch auf eine Nachhaltigkeit hat, aber eventuell eine Wiederholbarkeit nach sich ziehen kann.

4.6.4 Angebote im Zimmer der Erneuerung

Im Zimmer der Erneuerung haben wir den Tiefpunkt hinter uns. Das kann jedoch zu sehr ambivalenten Situationen für einen Außenstehenden führen. Denn statt, dass Betroffene, Angehörige erleichtert sind, weil sie sehen, dass es Möglichkeiten eines neuen Lebens und Erlebens gibt, können sie sich gleichzeitig sehr erschöpft fühlen, was bei den Betroffenen nicht unmittelbar mit der Erkrankung zu tun haben muss. In diesem Zimmer der Erneuerung werden die Veränderungs- und Lernprozesse verankert und können für eventuelle nächste Veränderungen, die durch ein Fortschreiten der Krankheit ausgelöst werden, verfügbar und erfahrbar gemacht werden. Zum Beispiel werden Angebote von Selbsthilfegruppen oft erst in dieser Phase aufgesucht und als unterstützend empfunden. Wichtig ist hier auch nach Freiräumen im Alltag zu suchen, eine Therapiepause nach Erreichen erster Ziele kann zum Beispiel dazu dienen, die Kompetenzen und die Selbstwirksamkeit zu stärken.

Selbstfürsorge

5

> **Fallbeispiel**
>
> Logopädin Erika betreut viele Demenzpatienten in einem Pflegeheim. Immer wenn es Probleme mit dem Essen und Trinken gibt, dann wird sie angerufen. „Sie haben so viel Erfahrung und wir schätzen ihre logopädische Arbeit hier in unserem Pflegeheim sehr" – das hört sie oft vom Pflegepersonal. Anfangs fühlte sie mit ihren fachlichen Kompetenzen gesehen, jetzt spürt sie zunehmend eine große Unzufriedenheit. Denn sie erlebt, dass ihre Kosteinstellungen, ihre Maßnahmen selten umgesetzt werden. Auch bedeuten immer mehr Patienten in dem Heim weniger Patientenversorgung in der Praxis. Sie hat kaum noch Kontakt zu ihrem Team und in dem Heim ist sie die „Externe". Sie fühlt sich immer häufiger kraftlos, kann nicht mehr gut schlafen. Zu ihrer Kollegin meint sie: "Jeden Tag nur noch Hoffnungslosigkeit, keine Fortschritte, die Angehörigen setzen nichts von meinen Empfehlungen um. Ich fühle mich so hilflos." „Du brauchst einfach mehr professionelle Distanz" lautet die gut gemeinte Antwort der Kollegin.

Die therapeutische Begleitung Schwerstkranker und Sterbender und deren Angehörige bedeutet für alle in diesem System Arbeitenden, dass sie mit Leiden, Verlust, Ängsten, Grenzen in unterschiedlichen Ausprägungen konfrontiert werden. Jeder Beteiligte kommt in Kontakt mit diesen existenziellen Themen, also auch wir Logopädinnen und Logopäden. Eine Haltung der „professionellen Distanz" sollte uns dabei helfen, dass diese Themen uns nicht in einen Strudel herabziehen, in dessen Tiefe wir uns womöglich mit Burn Out, Depression wiederfinden könnten. Die Haltung der „professionellen Distanz" soll wie eine

C. Winterholler, *Palliative Logopädie – Band 2*, essentials, https://doi.org/10.1007/978-3-658-32296-0_5

Teflonschicht wirken, die uns unbeschadet aus schwierigen Therapiesituationen herausgehen lässt (Kränzle 2017). Geht es uns dann schlecht mit Therapiesituationen, so haben wir ein wichtiges Schutzmittel nicht eingesetzt, was ein Erleben des eigenen Versagens eventuell noch weiter verstärkt. Wir haben nicht gut für uns gesorgt, sind über unsere Grenzen hinausgegangen und haben vielleicht zu viel Nähe zugelassen. Aber ist es wirklich die professionelle Distanz, die eine lebendige und stärkende Therapeuten – Patienten – Angehörigen Beziehung prägt oder ist diese Haltung eher eine Überforderung, da sie ständig evaluieren muss, wo die Distanz beginnt und endet. Die Reflexion über die Art der Beziehung zum Betroffenen, zu den Angehörigen gehört zu einer Fürsorge um sich selbst. In den folgenden Abschnitten werden unterschiedliche Perspektiven, Haltungen, Werkzeuge und Methoden aufgezeigt, die einen Beitrag zur Selbstfürsorge im fordernden therapeutischen Alltag leisten können.

5.1   Professionelle Distanz – Professionelle Nähe

Professionelle Distanz soll Helfenden dabei unterstützen, mit Schwierigkeiten in belastenden – hier Therapiesituationen – besser umzugehen. Die Haltung der Distanz soll eine Art Objektivität wahren, die es auch ermöglicht, dem Patienten, der Patientin in seiner Autonomie zu begegnen und zu respektieren. Diese Haltung scheint aber eher davon geprägt zu sein, alles „richtig" zu machen, stets den Überblick zu bewahren, perfekt zu funktionieren. Susanne Kränzle beschreibt dazu in vielen Artikeln, dass es hier bei dieser Haltung darum gehe, wie man als beruflich Helfender solche Grenzsituationen, wie wir sie in palliativen Situationen erleben, aushalten könne. Aushalten hat aber nichts mit einer guten Selbstfürsorge zu tun. Kränzle beschreibt eher die Nähe als nährend für Hilfsbedürftige und deren Helfenden (Kränzle 2017, S. 38). Der Wunsch nach Verbundenheit ist ein tief menschliches Bedürfnis (siehe dazu das SCARF Modell). Gerade in palliativen Lebenssituationen gewinnt dieses Bedürfnis noch mehr an Bedeutung. In den Seminaren zur „palliativen Logopädie" wird auch bei den Therapeutinnen und Therapeuten dieser Wunsch nach Verbundenheit geäußert, aber schnell wieder verworfen, weil er als nicht professionell angesehen wird. Beziehungsangebote auf Grundlage einer Kommunikation mit allen Möglichkeiten (Verbal, nonverbal) stehen im Mittelpunkt der logopädischen Therapie. Beziehung spielt auch in der Palliative Care eine entscheidende Rolle. Susanne Kränzle schreibt, dass Nähe ergiebiger ist als Distanz und führt den Begriff der „Professionellen Nähe" ein (Kränzle 2017, S. 39). Diese professionelle Nähe zeichnet sich durch bestimmte Merkmale aus. Diese sind:

- Das Erkennen und Anerkennen der Grenze zwischen dem Ich und der anderen Person, um eine Vermischung von Bedürfnissen zu vermeiden.
- Sich selbst nicht zu wichtig nehmen und sich auch auf die Kompetenzen der anderen Kolleginnen, Kollegen, Beteiligte im Therapieprozess verlassen.
- Mitgefühl statt Empathie als Schlüsselkompetenz.

Professionelle Nähe zeichnet sich also dadurch aus, dass ich mich in meiner Kraft und in meinem Raum bewusst wahrnehme. Ich kann mich berühren lassen von den besonderen Situationen der Patienten und Patienten, aber ich lasse mich nicht durchdringen. Es ist der Respekt vor dem Leben und Erleben des Gegenübers, der mich teilhaben lässt, aber nicht mitreißt. Die Situation wird als Ganzes gesehen, das Verlieren in Details, das viel Kraft kostet und auszehrt, findet nicht mehr statt. In der Haltung der professionellen Nähe wird Begegnung möglich, die auf Augenhöhe und Respekt beruht und keinen Beteiligten zu einem Opfer seiner Situation macht (Kränzle, S. 2017).

5.2 Mentalisieren – Umgang mit Emotionen (P. Fonagy)

Fallbeispiel

Logopädin Susanne sucht regelmäßig einen an ALS erkrankten Patienten im Hausbesuch auf. Der Funktionsverlust nimmt rapide zu, orale Nahrung ist nicht mehr möglich. Er lehnt eine PEG strikt ab, seine Frau ist verzweifelt. Sie fängt Susanne weinend an der Haustür ab. „Ich kann ihn doch nicht verhungern lassen. Jetzt tun sie doch was." Im Wohnzimmer steht Susanne wie gelähmt, sie sieht sofort, dass der Patient seit der letzten Woche deutlich abgenommen hat. Sie wird überwältigt, überflutet von den Versagensgefühlen und würde fast mit weinen. Die Therapiestunde erlebt sie wie unter einem Tränenschleier, wie sie später in der Supervision erzählt. Außerdem fühle sie sich in letzter Zeit immer erschöpfter, wenn sie an ihre Hausbesuchspatienten denkt.

Der britische Psychologe Peter Fonagy hat den Begriff des Mentalisieren aufgebracht. Er erklärt ihn so: „Mentalisieren bedeutet, dass ich mit den Emotionen eines anderen mitschwinge, dass ich dieses Erlebnis einordne und dann die Emotionen auf eine reflektierte Weise spiegle. Ich kann einen Teil der Emotionen eines anderen miterleben, werde aber davon nicht überwältigt" (Fonagy 2011, S. 94).

Es geht in diesem Konzept darum, klar zu fühlen, Gefühle bei sich zu lassen und nicht die Emotionen des anderen als seine eigenen zu behandeln und sich in ihnen zu verlieren. Es geht nicht darum, nachzuempfinden, was das Gegenüber fühlt und sich vielleicht noch in diese vermeintliche Gefühlswelt rein zu steigern. Mentalisieren heißt, die eigenen Gefühle und die des anderen zu verstehen und einordnen zu können. Fongay beschreibt die Fähigkeit zu Mentalisieren wie einen schützenden Mantel, mit dem wir uns umgeben. Aber er macht nicht gefühllos. „Der springende Punkt beim Mentalisieren ist das Sich-Vergegenwärtigen psychischer Vorgänge. … Wir mentalisieren, wenn wir einen psychischen Zustand in uns oder anderen wahrnehmen – zum Beispiel, wenn wir über Gefühle nachdenken.…Wir definieren Mentalisieren als imaginatives Wahrnehmen oder Interpretieren von Verhalten unter Bezugnahme auf intentionale mentale Zustände (Yudofsky 2011, S.23). Das Mitschwingen mit dem anderen wird nicht abtrainiert, wir lassen nur die Stimmungen, die Gefühle nicht schutzlos an uns heran. Die Gefühle anderer Menschen mitzuempfinden macht kein echtes Mitgefühl aus. Erst wenn es gelingt, die Perspektive des anderen einzunehmen und den Kontext miteinzubeziehen, kann ein verständnisvolles Mitgefühl entstehen. Mentalisieren in unserem Fallbeispiel bedeutet konkret, dass sich Susanne ihres Gefühls der eigenen Trauer bewusst wird, dass dieses Gefühl aber zu ihr gehört. Die emotionale Ansteckung versperrt den Weg zu einer anteilnehmenden Haltung und erschöpft sie immer mehr, je häufiger sie solche oder ähnliche Situationen erlebt. Das unterstützende Element, eine logopädisch-therapeutische Intervention in dieser Situation zum Beispiel, wird erst dann möglich, wenn Susanne nicht ihrem Gefühl ausgeliefert ist. Sie erhält die Möglichkeit aus einer beobachtenden Warte zu agieren, indem sie z. B. fragen kann, was jetzt notwendig und wichtig für diese Familie zu klären ist, welche Interventionen möglich sind, was aus Sicht des Paares die nächsten Schritte sind unter Anerkennung der Trauer und Hilflosigkeit der Ehefrau. Fongay (2011) unterscheidet drei Schritte im Mentalsierungsprozess:

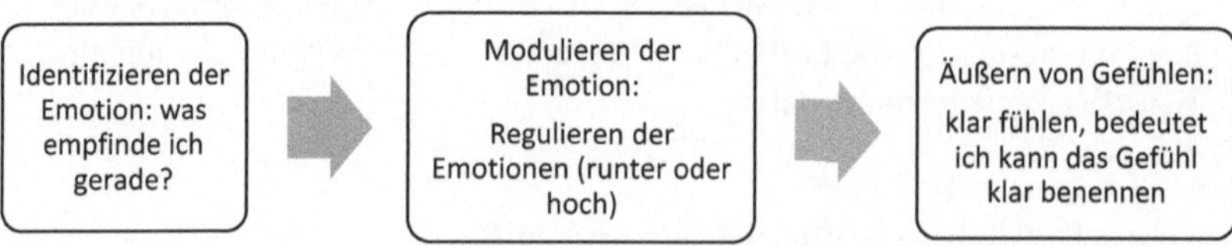

Die Voraussetzungen für den Umgang mit den eigenen Gefühlen finden sich in Übungen zur Achtsamkeit wieder, in Neubewertungen von Situationen und in der Reflexion. Fragen können dabei helfen, sich die notwendige Klarheit zu verschaffen: Ist das jetzt hier meine Situation/meine Angelegenheit? Was erlebe ich gerade und was empfinde ich dabei? Und was geschieht bei meinem Gegenüber jetzt gerade? Emotionsforscher Sven Barnow schreibt dazu: „Wir sehen das Leid der anderen und fühlen dies auch, aber das bedeutet nicht, dass wir uns von diesen Gefühlen anstecken lassen. Dadurch stumpfen wir nicht ab, werden aber auch nicht emotional überwältigt. Anschließend kann ich mir überlegen, was ich tun kann, um das Leid abzumildern" (Barnow, S. 2018). Durch diese Intervention kann es gelingen, dass wir den Fokus auf das gemeinsame Handeln richten können. Das Leid des Anderen wird erkannt, es kann bei ihm gelassen werden. Der Raum, der dadurch zwischen dem Betroffenen und mir als Therapeutin entsteht, kann mit Handlungen gefüllt werden. Das ist eine wichtige Grundbedingung für eine gelingende Therapie im palliativen Kontext und ein Ausdruck der professionellen Nähe.

5.3 Umgang mit Kränkungen, Aggressivität im Therapiealltag

Fallbeispiel

Logopäde Ralf betreut seit kurzem einen Patienten mit einer Parkinsonerkrankung im fortgeschrittenen Stadium, den er von einer Kollegin übernommen hat. Herr H. ist stark antriebsvermindert, Therapieangebote nimmt er nicht an. Er äußert sehr häufig, dass er keine Therapie möchte. Seine Ehefrau sieht das anders und schimpft: "Jetzt üben Sie endlich mal richtig mit meinem Mann. Die andere Logopädin hatte das Ganze viel besser im Griff. Sie scheinen nicht viel Erfahrung mit Parkinsonpatienten zu haben."

Kränkungen geschehen meistens in den Momenten, in denen unsere Kompetenz infrage gestellt oder nicht bestätigt wird. „Die andere Therapeutin hat es aber besser gemacht" oder die Frage „Können Sie so einen Fall wie mich überhaupt behandeln?" wirken umso kränkender, je stärker das eigene therapeutische Selbstwertgefühl geschwächt ist. Für den Fortgang der Therapie ist die eigene Kränkungskompetenz entscheidend. Unprofessionell wäre es in diesem Augenblick, dem Patienten, den Angehörigen die eigene Kränkungswut oder unsere Verletzung ungefiltert spüren zu lassen. Der Prozess des Mentalisierens ermöglicht es auch in dieser Situation, die eigenen Gefühle wahrzunehmen, aber sich nicht von der Wut, dem Stress, der Angst der Ehefrau mitreißen zu lassen. Wie im Haus der Veränderung dargestellt wurde, kommen solche Emotionen besonders im Zimmer der Ablehnung auf. Das SARF Modell ermöglicht eine Reflexion darüber, was mit mir als Therapeutin/Therapeut gerade passiert und auch dabei den Patienten und seine Reaktion einzuordnen. Dieses Wissen verhilft zu einem resilienten Umgang mit Kränkungen und mit dessen Hilfe ist es auch möglich, gerade in solchen Situationen konkret nachzufragen, um das tieferliegende Anliegen zu erfassen. Dann können Veränderungsimpulse gesetzt werden, ohne, dass wir uns auf die Ebene der Emotionen des Gegenübers ziehen lassen:

Was hat Ihnen an den anderen Therapiemethoden gut gefallen hat, wodurch konnten Sie profitieren?

Was war damals hilfreich für Sie?

Mithilfe dieser Fragen signalisieren wir Interesse an der Bedürfnislage und ermöglichen ein Gespräch über das, was entstehen soll.

Der therapeutische Umgang mit Kränkungen kann sein:

- Sich eingestehen, gekränkt zu sein.
- Die Verantwortung für die Heftigkeit der Kränkungsreaktion übernehmen.
- Raum lassen (Beobachtungsperspektive), statt die Beziehung abzubrechen.
- Das Ziel ist Mitgefühl und Versöhnung mit sich selbst und dem anderen.

Selbstfürsorge bedeutet besonders im Umgang mit Kränkungen und Aggressivität, Wut den eigenen Zugang zu diesen Gefühlen zu reflektieren. Das kann im Rahmen einer Supervision und/oder in kollegialen Fallbesprechungen geschehen.

5.4   Abschied, Verlust und Trauer

Trauer ist eine Grundemotion und ist die Antwort auf einen unwiederbringlichen Verlust. Etwas, was Vertrautheit gegeben hat, ist nicht mehr da. Trauerprozesse benötigen Zeit zum Abschiednehmen, was heute in unserer Gesellschaft oft übersehen oder als störend empfunden wird. Der trauernde Mensch darf darauf bestehen, dass seine Welt nicht mehr in Ordnung ist, dass er gerade nicht normal reagiert, dass er nicht die gewohnte Leistung bringt, schreibt M. Bevier (Bevier 2019, S. 89). In unserem (Berufs-) Alltag sind wir mit Trauerfällen konfrontiert. Wir erleben den Tod von Patienten, deren Familienangehörigen, von Freunden, Kolleginnen. Wir erleben auch Beziehungsverluste, wenn Freundschaften, Partnerschaften enden, wir begegnen diesen auch im Rahmen der Therapie, wenn Patienten ihre Verluste erleben oder in unserem Arbeitsumfeld. Für uns Therapeutinnen sind Trauersituationen besonders dann besondere

Herausforderungen, wenn wir eigene Trauerprozesse verdrängt haben oder Trauererfahrungen noch nicht sicher in unser jetziges Leben integrieren konnten. In unserer Ausbildung lernen wir noch wenig darüber, wie wir Patienten emotional nährend durch Trauerprozesse begleiten können. Es geht bei diesen Themen um wesentliche Fragen des Menschseins und um die Auseinandersetzung mit den Fragen nach dem Sinn des Lebens. Wir werden mit Ungewissheit und der eigenen Endlichkeit konfrontiert. Eine kognitive Auseinandersetzung mit dem Thema Sterben, mit entwicklungspsychologischen Aspekten der kindlichen Trauerverarbeitung, mit kulturspezifischen Trauerritualen, etc. reicht nicht aus, um professionell unterstützend wirken zu können. Die Arbeit an der eigenen Persönlichkeit, an der Bewusstwerdung der eigenen Vergänglichkeit, an den eigenen Verlusterfahrungen und an resilienten Strategien mit Hilfe von Selbsterfahrung und Selbstreflexion unterstützt uns bei der biografischen Begegnung und bietet uns neue Zugänge. Das ermöglicht uns ein Handlungsrepertoire für den palliativ-logopädischen Arbeitsalltag aufzubauen, um mit emotional fordernden Situationen bewusst umzugehen. Bewusster Umgang bedeutet einerseits, dass wir uns selbst regulieren können und andererseits, dass wir handlungsfähig nährend für das Gegenüber verfügbar sind. Wichtig ist auch das Wissen über Abschieds- und Trauerrituale und die Etablierung in unseren Berufsalltag. Welche Abschiedskultur existiert in unserem Team, in der Arbeitsstätte bei Beendigung einer Therapie? Diese Gemeinschaftserfahrung kann stärkend und unterstützend wirken. Häufig werden diese Aspekte in unserer Arbeit übersehen oder nur in Verbindung mit „dramatischen" Unglücksfällen gebracht, aber Abschiede prägen unsere therapeutische Arbeit. Jede Therapie ist auf Zeit angelegt und damit auch auf ihre Beendigung. Es muss deutlich sein, dass wir ein quasi „logopädisches Therapiebündnis" für eine gewisse Zeit eingehen.

Anregungen für den Berufsalltag (Beispiele für Teamreflexionen):
- Gemeinsam im Team reflektieren: gibt es eine Abschiedskultur? Wie werden Therapien beendet?
- Gibt es eine Schublade für alle mit ansprechenden Trauerkarten für Trauerfälle von Patienten, Angehörige? Haben wir überhaupt ein Ritual einer solchen Verabschiedung?
- Gibt es gemeinsame Teamrituale bei Abschieden, bei Trauerfällen?
- Gibt es ein Ritual der schönen, der wichtigen, der lehrreichen Erinnerungen?
- Gibt es Platz in Teamgesprächen, um von besonderen Abschieden, Verlusten zu erzählen?

Selbstfürsorge als Teamaufgabe – Der Umgang mit kritischen Ereignissen

6

Fallbeispiel

Logopädin Andrea fährt zu einem Hausbesuch. Ihr nächster Patient ist ein 78jähriger Patient mit einer weit fortgeschrittenen Parkinson Erkrankung. In den letzten Wochen lag er im Bett und wollte nicht mehr aufstehen, die Therapie wurde häufiger von seiner Ehefrau abgesagt. Heute sei er aber in guter Verfassung und sitze schon in seinem Sessel, hatte sie vorher noch am Telefon gesagt. Als Andrea dort ankommt, macht keiner auf. Das kennt Andrea schon und nimmt den Schlüssel aus einem kleinen Kästchen. Die Ehefrau nutzt manchmal die Zeit der Therapie für Einkäufe, kommt aber meist schnell wieder zurück, sodass noch über die Therapieinhalte gesprochen werden kann. Als Andrea ins Wohnzimmer kommt und auf ihren Patienten zugeht, sieht sie, dass er regungslos im Sessel sitzt. Sie ruft den Notarzt an und versucht die Ehefrau zu erreichen. Andrea steht unter Schock, das ist ihr erster Todesfall. Sie weiß nicht, was sie tun soll. Es dauert, bis der Notarzt und die Ehefrau eintreffen.

Oft wird erwartet, dass wir Logopädinnen und Logopäden, wie alle anderen in Gesundheitsberufen Tätigen auch in schwierigen Situationen professionell handeln. Aber Situationen, die wir im beruflichen Alltag, z. B. auf der Neonatologie, auf Intensivstation, bei Hausbesuchen erleben, können belastend sein. In stationären Einrichtungen ist zumindest unmittelbar Unterstützung vor Ort, was auf Hausbesuche nicht zutrifft. Das oben beschriebene Fallbeispiel ist kein Einzelfall. Gerade auf Hausbesuchen können wir Grenzsituationen erleben. Je nach der fachlichen Ausrichtung und dem Arbeitskontext werden Situationen im Berufsleben normal, die es aber für andere nicht sind und für einen selber früher auch nicht waren. Wir lernen den Umgang mit schwierigen Erfahrungen. Doch manche Notfälle übersteigen ein kritisches Maß und erlernte und erprobte Handlungsweisen sind nicht mehr abrufbar. Dieses kritische Maß ist für jeden individuell. Ein kritisches Ereignis ist potenziell traumatisierend und darf nicht mit Worten wie „Ach, das ist mir am Anfang auch schon passiert. Daran gewöhnst du dich noch…" bagatellisiert werden. Clemens Hausmann (2019) charakterisiert kritische Ereignisse so: Kritische Ereignisse sind *extrem,* zum Beispiel der plötzliche Tod eines Patienten…*ähnlich* zum Beispiel durch eine starke Ähnlichkeit eines sterbenden Patienten mit einem eigenen Angehörigen….*gefährlich* zum Beispiel ein Arbeitsunfall mit gravierenden Folgen, eine Attacke oder realistische Bedrohung durch Patienten/Angehörige (Hausmann, C. 2019, S. 84). Kritische Ereignisse haben das Potenzial bei den Betroffenen vorübergehend aber auch längerfristig zu einer Beeinträchtigung psychischer und physischer Funktionsabläufe zu führen. Als häufige Reaktionen nach kritischen Ereignissen können folgende genannt:

- Erschöpfung, Müdigkeit
- Gedächtnis-, Konzentrationsprobleme
- Nervosität, Gereiztheit
- Schlafstörungen
- Schuldgefühle
- Belastende Erinnerungen, innere Bilder
- Schlafstörungen

Es ist notwendig und wichtig für die eigene Gesundheit hier für Entlastung zu sorgen. Das muss nicht in jedem Fall eine psychologische Traumatherapie sein. Im folgenden Abschnitt wird ein niederschwelliges Tool vorgestellt, dass im Team leicht verfügbar sein kann.

6.1   Das Entlastungsgespräch nach kritischen Ereignissen

Clemens Hausmann hat in Anlehnung an das Defusing-Konzept nach Mitchell und Everly (2001) ein Entlastungsgesprächskonzept entwickelt, das für den Pflegealltag eingesetzt werden kann. Dieses Konzept lässt sich aber auch nach Bedarf in den logopädischen Praxisalltag integrieren. Ein erstes Gespräch zur Entlastung und Stabilisierung sollte nach kritischen Ereignissen möglichst noch am selben Tag angeboten werden. Ist das nicht möglich, dann sollte es so bald wie möglich stattfinden. Im Team sollten dafür Kolleginnen und Kollegen als Ansprechpartner bereitstehen, die diese Art von Gesprächen führen können. Ziel des Gespräches ist ein gedankliches und emotionales „auf den Boden kommen" (Hausmann 2011, S. 4). Es soll verdeutlichen, dass es normale Reaktionen auf ein außergewöhnliches Ereignis sind, die individuell in den Vordergrund treten können. Das Entlastungsgespräch besteht aus drei Teilen: der Exploration der Fakten; der Exploration der Reaktionen, Normalisieren; Tipps. Es dauert zwischen 10–20 Minuten. Es sollte ausreichend lang sein, um das Erlebte zu erfassen und die nötigen Kräfte des Betroffenen zu aktivieren. Das Ereignis selber wird weder bagatellisiert noch dramatisiert. Die Schwerpunkte des Gespräches, nämlich das „Was und das Wie geht es weiter" verhelfen zu einer klaren Struktur. Hausmann (2011) meint, dass die dadurch erzeugte sachlich-fördernde Haltung gerade jüngere Kolleginnen darin unterstützt, mit der für sie neuen Situation besser umzugehen, während es erfahrenen Kolleginnen hilft, rasch ihre fachlichen und persönlichen Ressourcen zu aktivieren. Durch die klare Struktur des Gesprächsaufbaus sollen Fehler wie Dramatisierungen, Bagatellisierungen, soziale Kontrolle, Aufbauschen und Erzählen von ähnlichen Fällen vermieden werden. Abb. 6.1. zeigt den genauen Aufbau und wichtigsten Inhalte der einzelnen Gesprächsphasen.

Weitere Gesprächsangebote, kurze Kontakte in den nächsten Tagen runden die Unterstützung ab und signalisieren, dass die Kollegin, der Kollege auch weiterhin als Ansprechpartner zur Verfügung steht. Das Entlastungsgespräch ist ein niederschwelliges Angebot und kann grundsätzlich von jedem Teammitglied

1.Exploration von Fakten	2. Exploration der Reaktionen, Normalisieren	3.Nächste Schritte, Tipps
•Was ist passiert? •das Verbalisieren fördert die kognitive Verarbeitung •bei den Fakten bleiben - kein Interpretieren! •behutsames Nachfragen bei Stocken: Was war dann? Was hast du als nächstes getan? •kein Drängen!	•wenn etwas Abstand gewonnen ist ist (siehe 1), dann Fragen zum Zustand •Wie geht es dir jetzt? •Was geht dir im Kopf rum? •Was macht dein Körper? •Zuhören! •erst normalisieren, wenn alles erzählt ist! •Normale Reaktion auf ein ungewöhnliches Ereignis!	•Was soll als nächstes passieren? •Was möchtest du tun? •Was brauchst du jetzt? •Was hst du heute noch vor? •Mit wem wirst du dich treffen? •Ressorcen heben •NICHT ALLEINE nach Hause fahren lassen •Gespräch endet, wenn der Plan für die nächsten Stunden steht

Abb. 6.1 Phasen eines Entlastungsgespräch nach Hausmann (2011)

geführt werden. Es ersetzt kein eventuell notwendiges Stabilisierungsgespräch mit einem Psychologen oder eine Traumatherapie bei Extremfällen. Entlastungsgespräche dienen der sekundären Prävention (Reduktion von Folgeschäden nach eingetretener Belastung) und entsprechen damit den Grundsätzen der Betrieblichen Gesundheitsförderung (Hausmann 2011). Für die Arbeit im palliativen Setting ist diese Ressource gerade auch für den Einstieg in dieses Arbeitsfeld wichtig. Im Rahmen der Ausbildung ist der Kontakt mit schwerst betroffenen Menschen, mit Sterbenden selten, sodass eine unterstützende Gesprächsführung für Krisensituationen eine wichtige Maßnahme im Rahmen der Selbstfürsorge darstellt. Für den Praxisalltag im ambulanten Bereich kann diese Etablierung auch zu einer weitergehenden Auseinandersetzung führen, die sich mit Themen wie einer Abschiedskultur, Umgang mit emotional herausfordernden Situationen, etc. beschäftigt.

6.2   Intervision als Ressource für den palliativ-logopädischen Alltag

Fallbeispiel

Holger, Logopäde in einem 10köpfigen Team bestehend aus Physiotherapeuten, Ergotherapeuten und Logopäden, wünscht sich mehr Fallbesprechungen. Er betreut viele schwer betroffene Patienten und hat den Eindruck, es gehe in seiner Arbeit nichts voran. Sein Wunsch stößt auf reges Interesse, man einigt sich auf regelmäßige Treffen einmal im Monat. Schon nach kurzer Zeit kommt latente Unzufriedenheit auf. Manche kommen zu spät, die Fälle sind nicht gut vorbereitet und meist endet die Sitzung mit Gesprächen über allgemeine Unzufriedenheiten mit dem Arbeitgeber, zuweisenden Ärzten, usw. Die anfangs als entlastend gedachte Initiative entpuppt sich als zusätzlicher Zeitfresser.

Die Intervision – oder auch kollegiale Fallberatung genannt – kann dabei helfen, berufliche Aspekte und schwierige Fälle zu reflektieren sowie neue Impulse für das berufliche Handeln zu bekommen. Die kollegiale Fallberatung hat den Vorteil, dass man vom Wissen und den Erfahrungen der ganzen Gruppe profitieren, eigenes Verhalten reflektieren und neue Handlungsimpulse erhalten kann. Intervision ist ein wichtiges Werkzeug für ein resilientes fachliches Erleben und dient ebenfalls der Selbstfürsorge. Kollegiale Beratung stärkt die eigenen Ressourcen, die Selbstwirksamkeit, den Kontakt zu den Kollegen und das Verständnis füreinander. Man kann neue Erfahrungen mit unterschiedlichen Methoden machen und lernen, was nötig ist, einen Fall so einzubringen, damit alle profitieren können. Besonders für die Arbeit im palliativen Bereich ist es wichtig, diese Ressource zu nutzen. In dem oben dargestellten Beispiel war die Intervention kein stärkendes Forum. Das gelingt nur dann, wenn die Intervision bestimmten Abläufen und Regeln folgt.

6.3 Rahmenbedingungen für eine gelingende Intervision

Ohne eine feste Struktur und klare Absprachen ist es schwierig, eine Intervisionsgruppe aufzubauen und am Laufen zu halten. Folgende Tipps können bei der Etablierung einer Intervisionsgruppe helfen:

- Ein Raum, in dem ein vertraulicher Austausch möglich ist (Datenschutz)
- Die Zeit: mindestens 2 h – das Ende gleich bestimmen (kein Open End, keine Endlosdiskussionen)
- Anzahl der Teilnehmer: 6–8 Teilnehmer (sorgt für ausreichend Input)
- Vereinbaren von Regeln: schafft Vertraulichkeit und einen wertschätzenden Umgang
- Klären von Abläufen und Methoden
- Klären von Verantwortlichkeiten
- Auch als Online Format möglich

Jeroen Hendriksen und Jantine Huizing (2020) empfehlen als Einstieg in die Intervision, wenn man noch keine Erfahrung hat, folgendes Basis Modell durchzuführen:

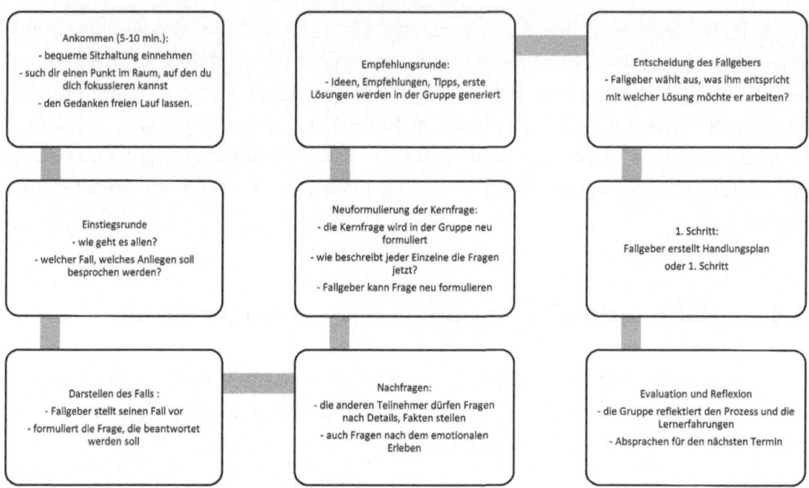

Es gibt vielfältige Intervisionsmethoden und Werkzeuge. Für eine Neugründung einer Intervisionsgruppe empfiehlt es sich für einen gewissen Zeitraum bei einem Konzept zu bleiben. Durch Routine und einer Art von Ritualisierung kann eine verlässliche Vertrauensbasis aufgebaut werden. Diese Phase ist wichtig und darf in ihrer Bedeutung nicht unterschätzt werden. Gerade wenn es um Grenzerfahrungen geht, starke Emotionen, belastende Therapiesituationen ist ein vertrauensgebendes Setting notwendig. Stabilität gibt Sicherheit, um sich für die Fälle, die Rückmeldungen und Reflexionen zu öffnen. Befindlichkeiten, Konflikte müssen angesprochen werden, sobald sie auftauchen, sonst verliert die Invention ihr Selbstfürsorgepotenzial. Selbstfürsorge ist ein elementarer Bestandteil der palliativ-logopädischen Arbeit. Sie unterstützt uns darin, die eigenen Grenzen zu erkennen und auch anzuerkennen. Erst die Sorge um sich selbst ermöglicht einen offenen Blick auf die Bedürfnisse der Patienten und deren Angehörige.

Was Sie aus diesem *essential* mitnehmen konnten

- Das Haus der Veränderung in Anlehnung an das Modell von C. F. Janssen als Beratungshintergrund und Visualisierungstool einsetzen können
- Professionelle Nähe als resiliente Haltung in palliativ-logopädische Beziehungen kennenlernen
- Anregungen für den Umgang im Team mit Abschied, Trauer und Verlust
- Palliative Logopädie als umfassendes Konzept im Rahmen der Logopädie erfahren, in dem die Selbstfürsorge eine wichtige Säule darstellt
- Kritische Ereignisse zu identifizieren und das Entlastungsgespräch als entlastende Maßnahme einsetzen können

Literatur

Anneser, J., Borasio, G.D., Johnston, W., Oliver, D., Winkler, A.S. (Hrsg.) (2018). Palliative Care bei Amyotropher Lateralsklerose. Stuttgart: Kohlhammer

Barnow, S.(2018). Gefühle im Griff! Wozu man Emotionen braucht und wie man sie reguliert. Heidelberg: Springer

Bevier, M.(2019). Trauern ist eine Ressource. In Leidfaden 8. Jahrgang (1). S.89

Böhler, J. (2017). Das Vier Zimmer Modell des Wandels

Hausmann, C. (2019). Entlastungsgespräche nach kritischen Ereignissen. Leidfaden 3, S.84

Hendriksen, J. und J. Huizing (2020). Methoden für die Intervision. Göttingen: Hogrefe

Beauchamp, T. (2007). The four principles approach to health care ethics. In: Ashcroft R., et al. (ed.). Principles of health care ethics. S.3–11

Colville, K. und D. Millner (2011). Embedding performance management: understanding the enablers for change. *Strategic HR Review*, Vol. 10 No. 1, pp. 35–40.

Conradi, E. (2013). Legitimation(en) sozialprofessionellen Handelns. In: Ethik Journal 1. Jg. 1. www.ethikjournal.de

Conradi, E. (2016). Die Ethik der Achtsamkeit zwischen Philosophie und Gesellschaftstheorie. In: Dies/Vosman, F. (Hg): Praxis der Achtsamkeit. Frankfurt a.M. S. 53–86

Fölsch, D. (2017). Ethik in der Pflegepraxis. Wien: Facultas

Gerhard, C. (2011). Neuro-Palliative Care. Bern: Huber

Gilligan, C. (1982). Die andere Stimme. München: Serie Piper Frauen

Goudinoudis, K. (2017). Die Würde im Mittelpunkt. In: Palliative Care. Heilberufe Spezial. 10/2017. S.6–9

Hasenfratz, G., E. Tondeur (2015). Lebenswandeln. Vom guten Umgang mit Veränderungen

Janssen, C.F. (2011). The Four Rooms of Change, Part I. A Practical Everyday Psychology. Ny, 373 s. Ander & Lindström

Janssen, C.F. (2011). The Four Rooms of Change, Part II. Fifteen More Years of Experience.186 s. Ander & Lindström

Jon, G.A., Fonagy, P., Bateman, A.W. (2011). Mentalisieren in der psychotherapeutischen Praxis. S.91–104. Stuttgart: Klett Cotta

Knoll, F. (2020). Mensch bleiben! Lehrbuch Anthropologie, Ethik und Spiritualität für Pflegeberufe. Stuttgart: Kohlhammer

Kränzle, S. (2017). Sich distanzieren zu müssen, um professionell zu sein – ist es das, was wir wollen? In: Leidfaden – Fachmagazin für Krisen, Leid, Trauer 6, S.38–40

Kübler-Ross, E. (2004). *Verstehen, was Sterbende sagen wollen.* München: Droemer Knaur

Leu, B.(2019). Angst, Verlust, Trauer und die Frage nach dem Sinn. Wiesbaden: Springer

Maio, G. (2017). Lehrbuch der Ethik in der Medizin. Stuttgart: Schattauer

Maio, G. (2018). Werte für die Medizin. München: Kösel

Porz, R. (2015). Werte, Moralvorstellungen und Berufsrollen. In: Bulletin des Médecinssuisses- Schweizerische Ärztezeitung – Bollettino die Medici Svizzeri; 96(42): 1533–1536

Porz, R. (2016). Ethische Theorien als gedankliche Tools – die Care Ethics. In: Bulletin des Médecinssuisses- Schweizerische Ärztezeitung – Bollettino die Medici Svizzeri; 97(7): 262- 265

Randall, F. & R.S. Downie (2006). Philosophie der Palliative Care. Bern: Huber

Rock, D. (2009). SCARF: A brain-based model for collaborating with and influencing others. In: www.Neuroleadership.org

Schmidt, S. (2010). *Das QM-Handbuch. Qualitätsmanagement für die ambulante Pflege.* 2. Auflage. S.118ff. Heidelberg: Springer

Synofzik, M. et al (2007). Perkutane endoskopische Gastrostomie: Ernährung bis zuletzt? Deutsches Ärzteblatt 104(49): A3390–A3393

Tronto J. (2009). Moral Boundaries. New York: Routledge

Tronto, J. (2013). Caring democracy. Markets, equality and justice. New York: Routledge

Wardetzki, B. (2012). Nimm's bitte nicht persönlich. München: Kösel.

Yudofsky, S.C. (2011). Einleitung- Mentalisieren in der psychotherapeutischen Praxis. S.23. Stuttgart: Klett-Cotta

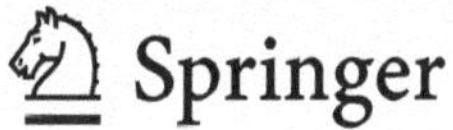

Praxiswissen Logopädie
Monika Maria Thiel · Mascha Wanke · Susanne Weber *Hrsg.*

LEHRBUCH

Mario Prosiegel
Susanne Weber

Dysphagie

Diagnostik und Therapie
Ein Wegweiser für kompetentes Handeln

3. Auflage

MULTIMEDIA ▶

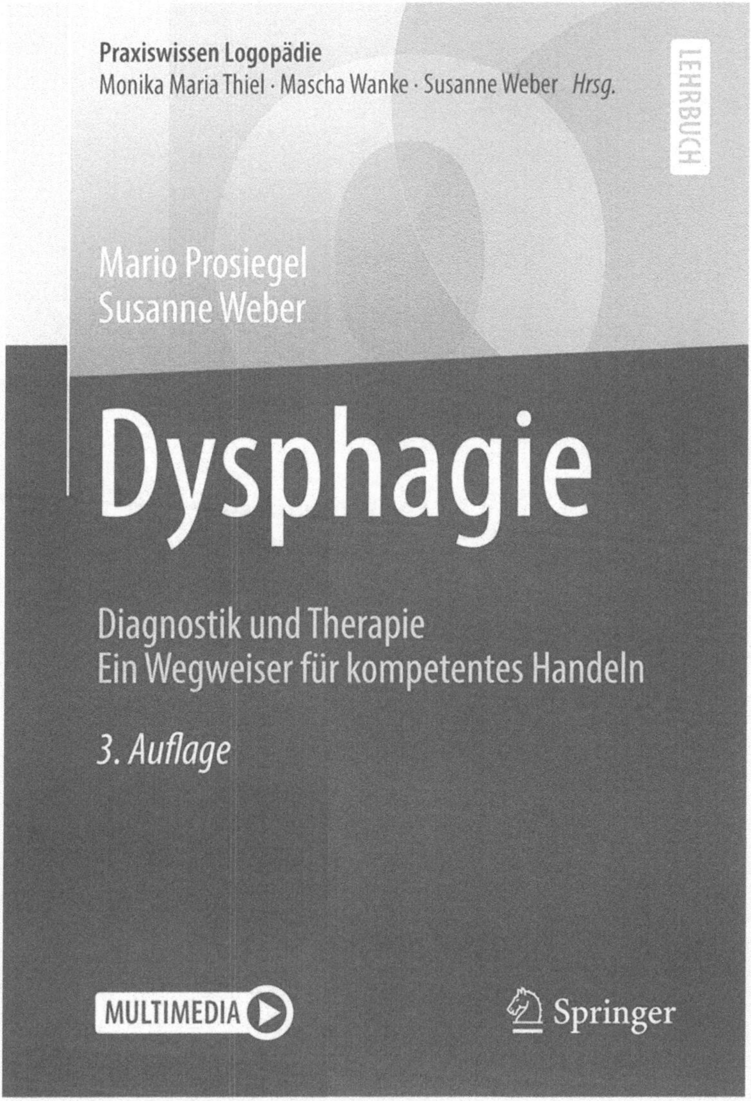

Jetzt im Springer-Shop bestellen:
springer.com/978-3-662-56131-7